Dr. Steven G. Koven

# Leczenie zaburzeń związanych ze stresem pourazowym

Dr. Steven G. Koven

# Leczenie zaburzeń związanych ze stresem pourazowym

## I zalecenia polityczne

Wydawnictwo Bezkresy Wiedzy

**Imprint**
Any brand names and product names mentioned in this book are subject to trademark, brand or patent protection and are trademarks or registered trademarks of their respective holders. The use of brand names, product names, common names, trade names, product descriptions etc. even without a particular marking in this work is in no way to be construed to mean that such names may be regarded as unrestricted in respect of trademark and brand protection legislation and could thus be used by anyone.

Cover image: www.ingimage.com

This book is a translation from the original published under ISBN 978-613-8-91556-0.

Publisher:
Wydawnictwo Bezkresy Wiedzy
is a trademark of
Dodo Books Indian Ocean Ltd., member of the OmniScriptum S.R.L Publishing group
str. A.Russo 15, of. 61, Chisinau-2068, Republic of Moldova Europe
Printed at: see last page
**ISBN: 978-620-2-44761-4**

## Spis treści

**Przedmowa**

Weterani wojenni często doświadczają trudności w przystosowaniu się do życia cywilnego po zwolnieniu ze służby wojskowej i stają przed nowymi wyzwaniami związanymi z integracją w środowisku, które dla wielu stało się dla nich obce. Ci powracający żołnierze nie są już narażeni na stres związany z obrażeniami lub śmiercią. Nie mają już świadomości zbliżającej się zagłady ani poczucia walki o słuszną sprawę. Wielu jednak niesie ze sobą "niewidzialne rany" ciągłych urazów, nie mogąc wyłączyć bodźców, które towarzyszyły ich urazowi. Niektórzy powracający z wojny nie są w stanie utrzymać zatrudnienia, nie są w stanie zjednoczyć się z bliskimi, nieskuteczni w budowaniu nowych znajomości czy powrocie do starego stylu życia. Niektóre z nich sprowadzają się do cykli używania alkoholu i narkotyków, aby zapomnieć o przeszłości i uniknąć niepewnej przyszłości. Ze względu na wysięg weteranów wietnamskich i nowych weteranów z wojen w Iraku i Afganistanie niezbędna jest wiedza na temat leczenia osób dotkniętych traumą. Ponadto, zaburzenia spowodowane stresem nie ograniczają się tylko do weteranów wojennych. Osoby dotknięte gwałtem, masowymi strzelaninami i innymi traumatycznymi wydarzeniami mogą doznawać długotrwałych uszkodzeń.

PTSD drenuje społeczeństwa pod względem ekonomicznym i emocjonalnym. Eskalacja rent inwalidzkich dla weteranów pociąga za sobą wysokie koszty dla podatników. Zakłócenia w rodzinie, samobójstwa, uzależnienia i przygnębienie są emocjonalnymi produktami ubocznymi zaburzeń stresu pourazowego. Koszty można jednak złagodzić. PTSD, postrzegane jako problem zdrowia psychicznego, podobnie jak inne choroby, stanowi patologię, która może być zdiagnozowana, leczona i wyleczona. Jest to logiczne podejście do oglądania weteranów wojskowych dręczonych przez objawy PTSD.

Ta krótka książka przedstawia przegląd dominujących metod leczenia, które są stosowane w walce z PTSD. Może on służyć jako punkt odniesienia dla pracowników służby zdrowia, decydentów politycznych i administratorów zdrowia, którzy chcą rozważyć potencjalne korzyści płynące z różnych podejść. Jednak "sukces" interwencji jest nadal źle zdefiniowany. Jako społeczeństwo nie ustaliliśmy, czy "sukces" w leczeniu PTSD można zdefiniować w kategoriach łagodzenia kosztów, łagodzenia bólu czy też umożliwienia ludziom osiągnięcia pełnego potencjału. Wartością dodaną tej książki jest połączenie terapeutycznych aspektów leczenia PTSD z elementem polityki publicznej. Polityka publiczna z definicji powinna pozwalać społeczeństwu zbiorowemu na zidentyfikowanie problemu, opracowanie możliwych środków zaradczych i wdrożenie tych środków w celu wprowadzenia ulepszeń.

Podstawowym założeniem proaktywnej polityki w zakresie PTSD jest to, że wszyscy ludzie, ofiary traumy i osoby nie będące ofiarami traumy, chcą czuć się produktywni. Terapia i polityka publiczna powinny starać się działać na rzecz poprawy tego stanu umysłu. Identyfikacja skutecznych metod leczenia i barier utrudniających osiągnięcie sukcesu stanowi wstępny krok w kierunku poprawy leczenia osób cierpiących na skutki PTSD. Polityka publiczna powinna dążyć do zwiększenia samowystarczalności i niezależności. Książka ta powinna być przeczytana przez decydentów politycznych, jak również pracowników służby zdrowia psychicznego. Jako weteran wietnamski wiem, że trauma może powodować zarówno koszty osobiste, jak i społeczne. Pełniejsze zrozumienie skutków leczenia i możliwości poprawy jest niezbędne do zajęcia się "niewidzialnymi ranami" wojny.

# Część 1

# Historia i sposoby leczenia

## Rozdział 1: Historia - Patologie związane z doświadczeniami wojskowymi

### I. Historyczne sprawozdania finansowe dotyczące zaburzeń związanych z traumą

Powiedziano, że pod słońcem nie ma nic nowego. Jeśli to prawda, to możemy dowiedzieć się z przeszłości o tym, jak ludzie zostali dotknięci urazem, czy zdiagnozowano ich prawidłowo, jak zostali zdiagnozowani, jak byli leczeni i jak skuteczne wydawało się leczenie. W rzeczywistości, PTSD wydaje się być nową nazwą dla starożytnych patologii. Patologia PTSD zyskała oficjalną legitymację medyczną po zakończeniu wojny w Wietnamie i wynikających z niej problemach dostosowawczych powracających weteranów. Jak pokaże ten rozdział, weterani Wojny Secesyjnej, I i II Wojny Światowej manifestowali podobne lub gorsze warunki. Do 1980 roku PTSD uzyskało autoryzowane uznanie w świecie psychologicznym jako choroba uleczalna.

Współczesna era PTSD rozpoczęła się w 1980 roku wraz z włączeniem PTSD do Trzeciej Edycji Amerykańskiego Towarzystwa Psychiatrycznego Diagnostyki i Statystyki Zaburzeń Psychicznych (DSM-III). Występowanie chorób związanych ze stresem datuje się jednak od czasów starożytnych. Badania wskazują, że do 3000 lat żołnierze w starożytnym Iraku cierpieli na symptomy zespołu stresu pourazowego (Post-Traumatic Stress Disorder - PTSD). W czasach dynastii asyryjskiej (1300-609 p.n.e.) objawy te przypisywano duchom; schorzenia PTSD były wrzucane do jednego worka razem z wieloma innymi zaburzeniami psychicznymi. W przypadku PTSD związanych z wojskiem, za duchy odwiedzających uważano zazwyczaj duchy wrogów, których zabili w trakcie operacji wojskowych ci, których dokonała PTSD. Szereg starożytnych tekstów opisywał objawy PTSD i w dalszym ciągu wpływał na diagnozę zaburzeń psychicznych już w okresie średniowiecza. Starożytne wyjaśnienia "wędrujących" duchów zostały dobrze przyjęte. Częstymi objawami były przebłyski zmarłych ludzi i koszmary, którym towarzyszył strach, a także zapomnienie i depresja. Warunki te bezpośrednio odpowiadają naszemu nowoczesnemu rozumieniu zaburzeń stresu pourazowego.

Abdul-Hamid i Hughes (2014) zauważa, że wojownicy wykazywali oznaki PTSD na długo przed czasy Greków, Rzymian i biblijnych królów Izraela. Męskie populacje w kulturach wojowników były narażone na znaczne trudności i urazy. W okresie dynastii asyryjskiej (1300-609 p.n.e.), męska ludność królestwa od najbiedniejszych do najbogatszych, musiała służyć w armii. Asyria stała się pierwszym krajem, który wprowadził obowiązek służby wojskowej dla każdego obywatela płci męskiej. Mężczyźni pracowali w trzyletnim cyklu. W pierwszym roku zbudowaliby drogi, mosty i wielkie projekty, które wzmocniłyby ich siłę i imperium. W drugim roku, każdy mężczyzna wychodziłby na wojnę. W trzecim roku mogliby oni zamieszkać z rodzinami - przed ponownym rozpoczęciem cyklu. To zaangażowanie narażało asyryjskich mężczyzn na traumę walki co trzy lata.

Starożytna armia asyryjska łączyła w sobie żelazną broń, umiejętności inżynieryjne, skuteczną taktykę i całkowitą bezwzględność, by ujarzmić swoich sąsiadów. Asyryjczycy stali się sławni ze swojego okrucieństwa. Abdul-Hamid i Hughes twierdzą, że starożytni żołnierze, którym groziło zranienie i śmierć, musieli być równie przerażeni stwardniałymi i zaostrzonymi mieczami, prysznicami z kamieniami wiórowymi lub końcówkami strzał i strzałami palnymi, jak żołnierze stojący dziś przed nowoczesną bronią wojskową. Ponadto szansa na śmierć z powodu urazów w tamtym czasie była znacznie większa, ponieważ podobne urazy można dziś leczyć. Zwrot często powtarzany przez królów asyryjskich w ich napisach dotyczących podbojów wojskowych to "zniszczyłem, zdewastowałem i spaliłem ogniem" te miasta, miasteczka i regiony, które oparły się asyryjskim rządom.

W innych starożytnych kulturach udokumentowano liczne relacje o symptomach podobnych do PTSD. Epos Gilgamesz (najwcześniejsze zachowane główne dzieło literackie z 2100 r. p.n.e.) opisuje, jak sumeryjski król Gilgamesz jest świadkiem śmierci swojego najbliższego przyjaciela. Gilgamesz jest dręczony traumą śmierci swojego przyjaciela; doświadcza powtarzających się i natrętnych koszmarów związanych z tym wydarzeniem. W epickim indyjskim poemacie Ramayana, (skomponowanym prawdopodobnie około 2500 lat temu), demon Marrich doświadcza symptomów PTSD, w tym nadpobudliwości, urazów i zachowań unikania po tym, jak prawie został zabity. Marrich ostatecznie staje się medytującym pustelnikiem (redakcja History.com, 2018).

Archeolog Alan Greaves (2013) stwierdza tutaj, że doświadczenia wojenne były tak powszechne i tak traumatyczne w starożytnej Grecji, że choroby związane z urazami były powszechne. Zauważa, że starożytna literatura grecka powszechnie cytuje narracje o pourazowych stanach psychicznych. W skrajnych przypadkach urazów choroba jest związana z upośledzeniem fizycznym i psychicznym. Skwarki zauważają, że niektórzy żołnierze zostali tak straumatyzowani przez walkę, że dosłownie zostali uderzeni w ciemno. Najlepiej udokumentowanym tego przykładem jest przykład greckiego żołnierza Epizelosa, który najwyraźniej oślepł podczas bitwy pod Maratonem w 490 r. p.n.e., nie zadając mu ciosu. Historyczne relacje dokumentują, że Epizelos był w traumie i stał się ślepy, gdy wielki perski wojownik z brodą zabił człowieka tuż obok niego. Grecki historyk Herodot udokumentował, że oprócz Epizodów dwóch spartańskich żołnierzy zostało dotkniętych ślepotą przed epicką bitwą pod Termopilami między Grekami a Persami. Fizyczne upośledzenie ślepoty, takie jak te doświadczane w czasach starożytnych, jest zgodne z tym, co obecnie określa się jako zaburzenie konwersji lub stan, w którym reakcje psychologiczne powodują fizyczną zmianę w organizmie.

Objawy PTSD obserwowane są również w średniowieczu. Księga Rycerska napisana przez Geoffroi de Charny'ego (około początku lat 50.) uznaje, że traumatyczne przeżycia w połączeniu z trudami doświadczanymi przez rycerzy powodowały stres, niepokój i depresję. Jako lekarstwo przepisał pobożność do rycerskich obowiązków i wiarę w Boga. Jego pisma dowodzą, że średniowieczni myśliciele wojskowi byli świadomi wpływu walki na psychologię tych, którzy przeżyli traumatyczne doświadczenia. W XVII i XVIII wieku lekarze dokumentowali również emocjonalne żniwo wojennej służby wojskowej, która obejmowała żołnierzy i marynarzy z pozoru niekończących się wojen. Objawy PTSD, takie jak depresja, zmęczenie fizyczne i gniew, stały się oczywiste. Objawy te były często tłumaczone przez lekarzy jako tęsknota za domem.

W XVIII wieku austriacki lekarz Josef Auenbrugger określił charakterystykę tego, co obecnie nazywane jest PTSD. W swojej książce z 1761 roku, Inventum Novem Auenbrugger twierdzi, że kiedy młodzi mężczyźni są zmuszeni do podjęcia służby wojskowej, niektórzy tracą wszelką nadzieję na powrót bezpieczny i zdrowy do ukochanej ojczyzny. Ci żołnierze stają się smutni, milczący, beznadziejni i samotni. W końcu przestają zwracać uwagę i stają się obojętni na wszystko, czego wymaga od nich utrzymanie życia. Ponadto, według Auenbruggera, ani leki, ani argumenty, ani obietnice, ani groźby kary nie są w stanie przynieść żadnej poprawy. Obserwacje te zostały potwierdzone przez innych ówczesnych lekarzy. Wiek wcześniej (szwajcarski lekarz Johannes Hofer) zauważył podobne schorzenia. Winą za te zaburzenia obarczono tęsknotę za domem, ponieważ tęsknota za domem stała się dominującym wyjaśnieniem objawów wywołanych urazem. W epoce napoleońskiej 1800 r. lekarze przypisywali również stres bojowy tęsknocie za domem (Redakcja, 2012).

## II. Konta wojny domowej w USA

Trauma dotknęła wielu weteranów wojny domowej, konfliktu, który był zdecydowanie najbardziej śmiertelny w historii Stanów Zjednoczonych. Horwitz (2018, s. 21) zauważa, że łącznie siły Unii i Konfederacji odnotowały około 600 000 ofiar śmiertelnych. Używając 2018 roku populacji USA jako przewodnika po porównywalnych stratach, równałoby się to około 6 milionów zgonów. Na podstawie liczby ludności w tym czasie liczba ofiar śmiertelnych wojny domowej była sześć razy większa niż w II wojnie światowej, trzydzieści jeden razy większa niż w wojnie koreańskiej i sześćdziesiąt dziewięć razy większa niż w wojnie w Wietnamie. Ponadto większość walk w ramach wojny secesyjnej toczyła się ręka w rękę i prawdopodobnie spowodowała większe urazy niż dzisiejsze działania wojenne, gdzie wrogowie są ostrzeliwani z dużych odległości. Masowa rzeź w czasie wojny domowej była oczywista; w ciągu jednego dnia w bitwie pod Antietam, w trzydniowej bitwie pod Gettysburgiem zginęło prawie 23 000 osób. Rzeź miała niewątpliwie trwały wpływ psychologiczny na wielu żołnierzy, jednak objawy PTSD nie były dobrze udokumentowane w dokumentacji szpitalnej (s. 23).

Niewielu żołnierzy zostało uznanych za szalonych podczas wojny domowej. Z oficjalnych rejestrów wynika, że mniej niż 1 procent żołnierzy cierpiało na choroby nerwowe. Warunki nerwowe obejmowały szaleństwo i łagodniejsze dolegliwości klasyfikowane jako "nostalgia" i "udar słoneczny". Nostalgia charakteryzowała się utratą apetytu, głębokim smutkiem i tęsknotą za domem. Warunki udaru słonecznego były podobne do tego, co później zostało sklasyfikowane jako "zmęczenie bojowe". Ówcześni lekarze wojskowi nie postrzegali schorzeń psychiatrycznych jako chorób, ale żołnierzy z tymi schorzeniami jako chorych. Żołnierze, którzy odmówili udziału w walce, zostali poddani surowej karze. Większość lekarzy w okresie wojny domowej uważała objawy PTSD za oznaki niepowodzenia osobistego, zły charakter lub złośliwość, a nie za stan chorobowy wynikający z doświadczeń wojennych (Jordania, 2014, s. 128).

Ponowne dostosowanie do życia cywilnego było trudne dla wielu weteranów z Północy i Południa. W następstwie wojny wielu weteranów nadużywało alkoholu, laudanum lub opiatów, aby zapomnieć o swoich doświadczeniach. Lekarze nie przypisywali objawów PTSD, nadużywania alkoholu lub narkotyków do walki z zaangażowaniem. Najwybitniejszy obserwator chorób weteranów wojny secesyjnej, dr Jacob Da Costa (1833-1900) ukuł termin "drażliwe serce" w odniesieniu do takich schorzeń jak hiperwentylacja, kołatanie serca, wysokie tętno i duszność. W tym czasie warunki te związane były raczej z nadmierną rozbudową lub genetyką niż z urazem (Drewno, 1941). Oficjalne wojskowe relacje o traumatycznych przeżyciach podczas wojny domowej są mizerne, jednak historycy zauważają, że weteranów nawiedzały przeżycia wojenne znoszące paranoję, chroniczną depresję i wyniszczające retrospekcje. Jeden z historyków stwierdził, że mimo względnego braku informacji, każdy opis "niewidzialnych ran wojennych" zidentyfikowanych od 1914 r. miał precedens w latach sześćdziesiątych XIX w. (Adams, 2014, s. 108).

Twarde dane dotyczące liczby osób cierpiących na PTSD wśród weteranów wojny domowej są skąpe. Taki niedostatek danych nie powinien jednak oznaczać, że warunki nie były powszechne, ale bardziej prawdopodobne jest, że zostały przyćmione przez inne obawy. Szczególnie na południu, powracający weterani stanęli w obliczu niesamowitych trudności. Na Południu zginęła około jedna czwarta białych mężczyzn z Południa, zniszczenie mienia było powszechne, zniszczono infrastrukturę i panowała bieda. Wojna zniszczyła dwie trzecie południowych bogactw; zniszczenia były wszechobecne. Przyczyną braku wiarygodnych danych jest fakt, że południowi weterani mieli niewielką motywację do zgłaszania skutków urazów, ponieważ nie kwalifikowali się do otrzymania od rządu federalnego odszkodowania z tytułu niepełnosprawności. Na Północy niepełnosprawni psychicznie byli stygmatyzowani jako obciążenia ekonomiczne; problemy psychologiczne były uważane za oznaki niepowodzeń osobistych i moralnych. Schorzenia zdiagnozowane jako "nerwy" lub "neurastenia" były związane z istniejącymi wcześniej predyspozycjami, a nie z doświadczeniami traumatycznymi (Horwitz, 2018, s. 24).

## III. Konta z I wojny światowej

Judith Herman (1992, s. 20) w swojej wpływowej książce "Trauma i wyzdrowienie" donosi, że rzeczywistość traumy psychicznej została wymuszona na świadomości społecznej podczas I wojny światowej. W tej wojnie o zniszczenie w ciągu czterech lat zginęło ponad osiem milionów ludzi, a cztery europejskie imperia zostały zniszczone. Żołnierze zaczęli się masowo rozpadać w czasie wojny. Horwitz (2018, s. 53) zauważa, że bombardowania artyleryjskie w 1914 r. wywołały "epidemię" mężczyzn, którzy rozwinęli histeryczną głuchotę, mutację, ślepotę, paraliż kończyn i gwałtowne drżenia. Szacuje się, że do końca wojny siły brytyjskie, francuskie i amerykańskie ucierpiały około 800,000, 800,000 i 100,000 przypadków nerwicy urazowej, z całym szacunkiem. Charles Myers, brytyjski lekarz, ukuł termin "wstrząs muszli" w 1915 roku, aby scharakteryzować te nerwice związane z wojną. Myers początkowo twierdził, że fizyczna siła eksplodujących pocisków prowadzi do objawów histerii. Później okazało się, że wstrząs pociskami rzadko zdarzał się wśród żołnierzy, którzy byli ranni przez pociski. Prawie wszystkie osoby, które doznały wstrząsu mózgu, nie doznały ran fizycznych, lecz zostały dotknięte strachem (Shepard, 2000, s. 97). Myers później doszedł do wniosku, że "wstrząs muszli" nie zależy od fizycznej przyczyny rozerwania muszli, ale występuje, gdy żołnierz jest narażony na poważne zaburzenia emocjonalne lub obciążenie psychiczne (Horwitz, 2018, s. 54).

Mniej więcej w czasie I wojny światowej lekarze nie mogli dojść do porozumienia w sprawie przyczyn wojennych urazów. Jedna z grup psychiatrów skupiła się na czynnikach dziedzicznych, jak również na możliwościach malowania. Grupa ta postrzegała ofiary psychiczne jako produkty indywidualnej słabości i bagatelizowała rolę wojny. Konwencjonalna mądrość ówczesnych czasów twierdziła, że stan spowodowany traumą wojenną można łatwo i szybko wyleczyć. Krytycy tego stanowiska twierdzili, że przyjęta została perspektywa szybkiego wyleczenia, aby zapobiec zwolnieniu żołnierzy lub wypłacić im odszkodowanie. Krytyków wspierał alternatywny pogląd, który akceptował powiązanie traumy wojennej z warunkami szoku skorupowego. Jedna z wersji tej perspektywy podkreślała, jak głośne dźwięki doprowadziły do fizycznych zmian w mózgu. Inna linia argumentacji utrzymywała, że nagromadzenie stresu może doprowadzić każdego żołnierza do załamania (s. 56).

Metody leczenia wstrząsów skorupy były zróżnicowane. Na początku wojny lekarze próbowali hipnozy, leków, psychoterapii elektrowstrząsowej i dyscypliny, jednak żaden z tych zabiegów nie był bardzo skuteczny. Większość lekarzy wojskowych i psychiatrów traktowała żołnierzy zszokowanych pociskami jako agresorów. Surowe reakcje, w tym użycie plutonów egzekucyjnych, zostały poparte. Jednak w związku z licznymi ofiarami, które pojawiły się w czasie wojny, konieczność utrzymania funkcjonowania żołnierzy stała się najważniejsza. Brytyjscy psychiatrzy, a także niemieccy neurologowie stali się zwolennikami terapii elektrowstrząsowych i dyscyplinarnych, które kładły nacisk na szybkie, brutalne i wstydliwe techniki sprowadzania żołnierzy z powrotem na front. W Niemczech lekarze stosowali silne wstrząsy elektryczne, aby pokonać opór pacjenta przed ponownym wejściem do walki (Young, 1995).

W trakcie I wojny światowej niektórzy lekarze zaczęli przyjmować bardziej przychylne nastawienie do diagnostyki szoku skorupowego. Lekarze ci opowiadali się za metodami rozbrajania pamięci o traumatycznych przeżyciach związanych z walką. Zwolennik tej perspektywy, brytyjski psychiatra W. Rivers (1864-1922) wykorzystał teorie psychologiczne Zygmunta Freuda, aby wyjaśnić, jak tłumienie terroru może powodować szkodliwe objawy. Rzeki kładły nacisk na odzyskiwanie stłumionych wspomnień poprzez techniki, które wyprowadzały na powierzchnię nieświadome konflikty. On i inni psychiatrzy wykorzystywali hipnozę i interpretację snu do wydobywania konfliktów na powierzchnię. Teoretycznie hipnoza odzyskiwałaby utracone wspomnienia o urazach, przywracałaby je do świadomości i prowadziła do ich zaniku (Horwitz, 2018, s. 60).

Jednolita reakcja medyczna na wstrząs pocisku podczas I wojny światowej nie istniała. W zależności od okoliczności, żołnierz zszokowany pociskiem może otrzymać specjalną odznakę (pasek na ranę), otrzymać rentę, zostać zastrzelony za tchórzostwo lub po prostu odesłany na służbę (s. 61). Koniec wojny nie rozwiązał problemu, jak radzić sobie z żołnierzami w szoku wywołanym pociskami. Szacuje się, że ponad 300.000 niemieckich i ponad 400.000 brytyjskich weteranów miało uporczywe problemy psychologiczne przypisywane I wojnie światowej (Kinder, 2015, s. 98).

## IV. Rachunki dotyczące II wojny światowej

Duża liczba ofiar psychiatrycznych pojawiła się po zniszczeniach II wojny światowej. Amerykańskie wojsko miało jednak niewielu lekarzy, którzy zostali przeszkoleni do zajmowania się traumą psychologiczną i dlatego nie było przygotowane do radzenia sobie z zalewem ofiar traumy. W 1941 roku cały sztab psychiatryczny amerykańskiej służby zbrojnej liczył 25 członków. Ta sytuacja drastycznie zmieniła się w trakcie wojny. Do końca II wojny światowej w działalność psychiatryczną zaangażowanych było ok. 2400 lekarzy (Horwitz, 2015, s. 68). Powszechnym sposobem leczenia urazów w czasie II wojny światowej były krótkie okresy odpoczynku i relaksu przed powrotem do walki. Psychiatrzy skupili się na "zasadach PIE". Zasady te utrzymywały, że leczenie urazów powinno być zbliżone do leczenia jednostek walczących, a nie usuwane z pola walki; natychmiastowe, tak aby między identyfikacją a leczeniem upłynął tylko krótki czas, a od powrotu do walki po krótkim czasie należy oczekiwać, że żołnierze niepełnosprawni fizycznie powrócą do walki (s. 72). Terapie polegały na udzielaniu zapewnień, połączonych z wypoczynkiem, snem i gorącym jedzeniem w pobliżu linii frontu.

Leczenie psychiatryczne w czasie II wojny światowej zostało uznane za sukces. W jednym z raportów odnotowano, że 80 procent amerykańskich wojowników, którzy ulegli stresowi w czasie wojny, powróciło do jakiegoś rodzaju służby. Żołnierze zwykle wracali w ciągu jednego tygodnia. Trzydzieści procent żołnierzy po traumatycznych przeżyciach powróciło do jednostek bojowych. Wojsko uznawało za warunek powrotu do zdrowia, o ile powracający żołnierze mogliby funkcjonować na minimalnym poziomie (Herman, 1992, s. 26). Liczba przyjęć do placówek psychiatrycznych była wysoka - ponad milion amerykańskich żołnierzy zostało przyjętych w tym czy innym czasie w trakcie wojny.

Niektóre problemy psychiatryczne zostały jednak uznane za trwałe, a problemy psychiatryczne stanowiły około połowy wszystkich wypisów lekarskich podczas II wojny światowej. W intensywnych walkach, takich jak bitwa pod Guadalcanal w 1942 roku, około 40 procent rannych uznano za ofiary psychiatryczne. Wskaźnik przyjęć do placówek psychiatrycznych w czasie II wojny światowej był od dwóch do trzech razy wyższy niż w czasie I wojny światowej (Horwitz, 2015, s. 68).

Badania nad żołnierzami uszkodzonymi psychicznie w czasie II wojny światowej wskazują, że dziedziczność, cechy osobowości lub predyspozycje nie przewidywały załamań wojennych. Najważniejszym wyjaśnieniem, dla którego żołnierze staliby się ofiarami psychicznymi, była intensywność i czas trwania doświadczeń bojowych. Psychiatrzy wojskowi doszli do wniosku, że praktycznie wszyscy żołnierze piechoty cierpią z powodu reakcji neurotycznej, jeśli są poddawani stresowi walki w sposób ciągły i wystarczająco długi. Oficjalny rządowy raport Combat Exhaustion stwierdza, że prawie wszyscy żołnierze załamali się psychicznie po trzech lub czterech miesiącach nieustannej walki. W raporcie stwierdzono, że psychiatryczne ofiary wojny są tak samo nieuniknione jak postrzały i rany postrzałowe (Keegan, 1976, s. 329).

Postawy wobec traumy różniły się między I i II wojną światową. W przeciwieństwie do I wojny światowej, psychiatrzy wojskowi podczas II wojny światowej mieli bardziej przychylne opinie na temat psychologicznych skutków wojny. Niemniej jednak wielu oficerów wojskowych nadal uważało, że uszkodzeni psychicznie żołnierze byli tchórzami lub malarzami. Jeden z takich oficerów, niesławny generał George Patton, przyjął ten pogląd. Patton został jednak skarcony przez swojego przełożonego i zwolniony z dowództwa, gdy spoliczkował dwóch hospitalizowanych żołnierzy i nazwał ich tchórzami. Wraz z oficjalnym naganą przez Naczelnego Dowódcę sił sojuszniczych generała Dwighta D. Eisenhowera, nie można już dłużej akceptować, by amerykańscy oficerowie wojskowi lekceważyli motywy żołnierzy, którzy ulegli psychicznym uszkodzeniom w walce (Horwitz, 2018, s. 74). W oficjalnej odpowiedzi Eisenhower stwierdził: "Rozumiem wyraźnie, że czasami konieczne jest podjęcie zdecydowanych i drastycznych działań w celu zapewnienia realizacji pożądanych celów. Ale to nie usprawiedliwia brutalności, znęcania się nad chorymi, ani okazywania niekontrolowanego temperamentu przed podwładnymi" - pisał Eisenhower. "Muszę tak poważnie zakwestionować twój dobry osąd i samodyscyplinę, by wzbudzić w moim umyśle poważne wątpliwości co do twojej przyszłej użyteczności." Później Patton rozmawiał z każdą dywizją w swoim dowództwie, wyrażając ubolewanie z powodu tych incydentów. Opinia publiczna potępiona przez zachowanie Pattona. Eisenhower został zmuszony do odsunięcia Pattona od służby na pierwszej linii frontu do czasu ustąpienia kontrowersji (Military History Now.com, 2019).

Podobnie jak w innych wojnach, niektórzy weterani II wojny światowej nadal cierpieli z powodu psychologicznych skutków urazów. Socjolog Willard Waller (1899-1945) szczegółowo opisuje problemy społeczne, z jakimi borykają się powracający weterani II wojny światowej. Waller (1944) przewidywał, że wielu weteranów II wojny światowej będzie miało trudności z przystosowaniem się do życia cywilnego. Postrzegał weterana jako pewnego rodzaju imigranta w swojej ojczyźnie, ze względu na jarzącą się rozbieżność między doświadczeniami wojennymi a życiem cywilnym. Opisane zostały dramatyczne różnice między życiem cywilnym i wojskowym. Tam, gdzie ideały takie jak obowiązek, lojalność i odwaga są ważne dla żołnierzy, Waller zauważa, że są one mniej ważne dla cywilów. Weterani, którzy nie prowadzili działalności handlowej, najprawdopodobniej poczuli głęboką niechęć z powodu utraty statusu. Status ekonomiczny wielu powracających weteranów był znacznie niższy niż wielu, którzy otrzymali jakiś rodzaj odroczenia. Weterani mieli również trudności z przystosowaniem się do zmian ról płciowych, ponieważ kobiety na froncie domowym stały się bardziej samowystarczalne.

Weterani II wojny światowej mieli jednak pewne zalety w porównaniu z poprzednimi wojnami. W odróżnieniu od okresu po I wojnie światowej, emerytury dla weteranów niepełnosprawnych psychicznie z II wojny światowej nie przytłaczały dostępnych środków. Horwitz (2015, s. 75) zauważa, że ustawodawstwo federalne (GI Bill of Rights) zapewniało tym weteranom świadczenia edukacyjne, pomoc hipoteczną i inne odszkodowania. Dominowało środowisko dobrobytu gospodarczego, niskiego bezrobocia i rosnącego bogactwa. Mnóstwo miejsc pracy i wysoki odsetek małżeństw wśród powracających żołnierzy ułatwił integrację w powojennym społeczeństwie.

Ponadto, ogólne nastawienie do problemów traumatycznych różniło się znacznie między tymi dwiema wojnami. Silny opór społeczny wobec odszkodowań dla psychicznie uszkodzonych weteranów I wojny światowej w dużej mierze wyparował. Horwitz (s. 78-79) stwierdza: "Powojenny dobrobyt w Stanach Zjednoczonych zarówno ograniczył liczbę weteranów, którzy ubiegali się o emerytury, jak i ułatwił znacznie bardziej współczujące nastawienie do tej grupy. ... Klimat ideologiczny okresu powojennego sprzyjał przychylnemu nastawieniu do urazów psychicznych i idei, że środowiska traumatyczne mogą powodować zaburzenia u normalnych osób". Ponadto bardziej akceptowany stał się pogląd, że interwencje medyczne mogą łagodzić efekty psychologiczne. Podczas gdy warunki weteranów z upośledzeniem psychicznym były bardziej korzystne dla weteranów II wojny światowej niż tych, którzy powrócili z poprzednich wojen, problemy nadal pozostawały. Problemy te pojawiły się ponownie w Wietnamie i po wietnamskich weteranach. Problemy z dostosowaniem były trudniejsze dla weteranów wietnamskich, ponieważ mniej Amerykanów brało udział w wojnie, a przepaść między doświadczeniami weteranów wietnamskich a cywilów pogłębiła się.

## V. Rachunki w Wietnamie

PTSD odzwierciedla dawne urazy wojenne. Wietnam jednak, w odróżnieniu od innych konfliktów, położył na umysłach i ekranie radarowym przeciętnego Amerykanina nacisk posttraumatyczny. W innych wojnach weterani cierpieli z powodu retrospekcji, niepokojących wspomnień i lęku po traumatycznym wydarzeniu. Po Wietnamie warunki te zostały oficjalnie uznane przez Amerykańską Administrację Weteranów za zaburzenie stresu pourazowego (PTSD). Podczas gdy podobne warunki pojawiły się w czasie poprzednich wojen, po Wietnamie warunki te zostały oficjalnie uznane za stan chorobowy. PTSD stało się i nadal jest głównym problemem świadomości społecznej. Nacisk wywierany na rząd w celu rozwiązania problemów. W 1983 roku Kongres zwrócił się do Administracji Weteranów o przeprowadzenie badania na temat występowania PTSD i innych problemów psychologicznych wśród Wietnamskich Weteranów. W odpowiedzi na to, w latach 1986-1988 przeprowadzono Krajowe Studium Ponownego Przystosowania Weteranów Wietnamskich (National Vietnam Veterans Readjustment Study, NVVRS). Respondenci badania zostali wybrani w celu dostarczenia reprezentatywnej próby osób, które służyły w siłach zbrojnych w epoce wietnamskiej. Niektóre z kluczowych ustaleń zawartych w sprawozdaniu wskazują, że szacowana częstość występowania PTSD w ciągu całego życia wśród tych weteranów wynosiła 30,9% dla mężczyzn i 26,9% dla kobiet. Spośród weteranów wietnamskiego teatru (służących w kraju) 15,2 procent mężczyzn i 8,1 procent kobiet w momencie przeprowadzania badania miało rozpoznane PTSD. Według VA, NVVRS reprezentował jedyne reprezentatywne dla kraju badanie, które koncentrowało się na PTSD weteranów wietnamskich. Nic dziwnego, że badanie wykazało (m.in. obserwacje), iż PTSD była znacznie wyższa wśród weteranów wietnamskich, którzy doświadczyli wysokiego poziomu narażenia bojowego (US GAO, 2010).

We wrześniu 2009 r. sekretarz ds. weteranów ogłosił, że VA planuje udzielenie zamówienia podmiotowi zewnętrznemu na przeprowadzenie krajowego badania podłużnego dotyczącego weteranów wietnamskich (National Vietnam Veterans Longitudinal Study, NVVLS). Badanie to stanowiłoby kontynuację NVVR. Krajowe Wietnamskie Badanie Weteranów zostało ukończone w grudniu 2013 r. i stanowiło pierwsze badanie mające na celu pomiar długoterminowego zdrowia i zdrowia psychicznego Wietnamskich Weteranów. Wyniki badania z 2013 r. potwierdziły, że chociaż większość wietnamskich weteranów jest zarówno zdrowa psychicznie, jak i fizycznie, znaczna liczba nadal cierpi na zaburzenia stresu pourazowego (PTSD) i inne przewlekłe problemy zdrowotne związane z ich pracą. Jeśli chodzi o śmiertelność, weterani płci męskiej odbywający służbę w Wietnamie, którzy w 1987 r. mieli PTSD, byli prawie dwukrotnie bardziej narażeni na śmierć niż ci, którzy nie wykazywali objawów PTSD. Badanie wykazało również, że prawdopodobieństwo zgonu weteranów i weteranek odbywających służbę w Wietnamie z wysokim narażeniem na stres związany ze strefą wojenną było prawie dwukrotnie wyższe niż weteranów z niskim lub umiarkowanym narażeniem na stres związany ze strefą wojenną. Jeśli chodzi o zdrowie psychiczne, badanie podłużne wykazało, że 40 lub więcej lat po zakończeniu służby wojennej wśród weteranów odbywających służbę w Wietnamie, 7 procent kobiet i 11 procent mężczyzn nadal miało PTSD. Wśród weteranów z PTSD 37 procent spełniło kryteria poważnej depresji, podczas gdy mniej niż 1 procent weteranów bez PTSD spełniło kryteria poważnej depresji (U.S. Department of Veteran Affairs, 2015).

Pomimo licznych badań nadal istnieje niewielka zgodność co do liczby wietnamskich weteranów dotkniętych PTSD lub nawet co do jasnej definicji PTSD. Dziekan (1997, s. 42) stwierdza, że idea PTSD jako koncepcji naukowej jest dręczona przez dwa problemy. Po pierwsze, szacunki dotyczące liczby "teatralnych" weteranów wietnamskich dotkniętych PTSD są bardzo zróżnicowane. Wczesne badania (oparte na próbie wygodnej) wskazują na występowanie mniej niż 10 % do około 50 %. Bardziej szczegółowe badania epidemiologiczne sugerują wskaźniki pomiędzy 2% a 26%. Po drugie, badacze znacznie różnią się pod względem właściwego paradygmatu opisywania i badania PTSD. Niektórzy badacze skupiają się na zmianach w układzie nerwowym (wyjaśnienie biologiczne), inni na problemach w przetwarzaniu informacji (wyjaśnienie poznawcze), jeszcze inni na reakcjach warunkowych (wyjaśnienie behawioralne). Wyjaśnienia dla PTSD obejmują wewnętrzny konflikt między sobą a społeczeństwem (psychoanalityczny) oraz interakcję między stresem wojennym a wczesnym dorosłym rozwojem (rozwojowym).

Mówi się, że problemy psychologiczne weteranów wietnamskich różnią się od problemów weteranów w innych wojnach ze względu na szereg czynników. Po pierwsze, twierdzi się, że weterani wietnamscy byli wykorzystywani jako narzędzie wpływania na politykę. Weterani wietnamscy cierpieli z powodu słownych nadużyć ze strony wielu osób cywilnych, które sprzeciwiały się wojnie i próbom zmuszenia ich do udziału. Weterani wietnamscy byli regularnie kastyfikowani i obrażani w publicznym dyskursie. Dziekan (s. 183) stwierdza: "Obraz weterana wietnamskiego jako niemal obłąkanego i przemoczonego krwią i gąszczem ofiar jego okrucieństw mógłby być również wykorzystany jako sposób demonizowania tych, którzy opowiadają się za dalszym ściganiem wojny, ponieważ antywojenni demonstranci, przynajmniej od czasu do czasu, rzucaliby epitetem "zabójcy dzieci" w mundurowych służbach". Rażąca charakterystyka weteranów wietnamskich w tym pejoratywnym świetle niewątpliwie miała psychologiczny wpływ na weteranów. Z czasem pojawiły się niewielkie zmiany w tej charakterystyce. W latach 80. politycy prawicy zaczęli postrzegać Wietnamskiego Weterana nie jako ofiarę, ale jako sfrustrowanego patriotę, zdradzonego przez swój własny kraj, który nie pozwolił mu wygrać. Wizerunek wietnamskiego weterynarza został utrwalony w latach 80. jako żwirowy, puszysty amerykański bohater na wzór Sylvestra Stallone'a w filmach Rambo.

Niepewność co do ważności PTSD jako stanu chorobowego pozostaje. Dziekan (s. 195) stwierdza: "Faktem jest, że psychologowie i psychiatrzy nie zgadzają się usilnie między sobą co do tego, czy PTSD jest samodzielnym, czy nawet ważnym zaburzeniem psychiatrycznym. Badania wykazały, że PTSD prawie zawsze współistnieje z innymi diagnozami psychiatrycznymi, takimi jak depresja, zaburzenia lękowe lub czasami zaburzenia charakteru i osobowości". Zjawisko wielorakich diagnoz (określanych jako współzachorowalność) rodzi pytanie, czy PTSD jest wyraźnym zaburzeniem psychologicznym, czy też "chwytakiem" objawów, który wrzuca do jednego worka pacjentów cierpiących na inne problemy.

Pomimo obszernej literatury, która sugeruje, że PTSD jest czymś wyjątkowym dla weteranów wietnamskich, wielu uważa, że weterani wietnamscy mają wiele wspólnego z weteranami na przestrzeni dziejów. Dean (s. 208) twierdzi, że "w zakresie, w jakim niektórzy weterani wietnamscy doświadczyli problemów z dostosowaniem się i odczuwali odrzucenie i gorycz wobec społeczeństwa obywatelskiego, byli oni typowi dla weteranów w całej historii Ameryki i dalecy od unikalności". Ponadto, naukowcy tacy jak dziekan (s. 207) przyznają, że wszyscy żołnierze poddani walce cierpią z powodu załamania psychicznego na polu walki lub w formie opóźnionej po zakończeniu działań wojennych. Weterani często uważają, że ponowne dostosowanie się do życia cywilnego jest trudne, szczególnie w ciągu pierwszych pięciu lat po służbie. Weterani wojenni mogą wracać do domu zgorzkniali i źli. Żołnierze w terenie mogą wyalienować się od ludności cywilnej. Dotyczyło to zarówno wojny w Wietnamie, jak i innych konfliktów. Wietnamscy weterani czuli się jednak szczególnie przygnębieni uczuciem, że dźwigali ciężary, podczas gdy inni pozostali w domu i czerpali korzyści ze swoich poświęceń. Nie ma wątpliwości, że wielu weteranów wietnamskich nadal cierpi z powodu ran psychiatrycznych, których ślady można odnaleźć w ich wojennych doświadczeniach.

Dokładna liczba ofiar PTSD w Wietnamie jest trudna do oszacowania, czy też ofiary psychiatryczne z Wietnamu różnią się od częstości występowania problemów psychiatrycznych w innych wojnach. Niektóre publikacje sugerują, że liczba osób, które powinny być uznane za posiadające wyraźne oznaczenie PTSD, jest zawyżona. W literaturze tej stwierdza się, że dane dotyczące PTSD obejmują wiele aspektów zachowania (takich jak retrospekcje snów, lęki i poczucie winy), które nigdy wcześniej nie były uznawane za chorobę psychiczną. Sceptycy PTSD twierdzą, że PTSD jest zjawiskiem politycznym i zwolennicy luźniejszego uznania PTSD stworzyli wrażenie, że Wietnam jest wyjątkowy. Sceptycy ci argumentują, że ekspansywna kategoryzacja PTSD doprowadziła do włączenia coraz większej liczby osób, które w przeszłości byłyby uważane za normalne (Dean 1997, s. 202; Polsky, 1991).

## VI. Konta po Wietnamie

Konflikty w Afganistanie i Iraku zwiększyły zainteresowanie zaburzeniami stresu pourazowego. Wojna w Afganistanie uzyskała wątpliwe wyróżnienie jako najdłuższy konflikt w historii USA. Wojna w Iraku była również długotrwała i spowodowała znaczną liczbę niepełnosprawności związanych z urazami. Śmierć wojsk amerykańskich w Iraku wyniosła ponad 4,400. W 2018 roku w Afganistanie zginęło prawie 2400 żołnierzy amerykańskich. Ponad 32.000 żołnierzy zostało rannych w wojnie w Iraku i ponad 20.000 w Afganistanie. Wojna w Afganistanie rozpoczęła się w 2001 roku i kosztowała Stany Zjednoczone 975 mld dolarów, w tym szacunki na rok 2019. Liczba ta rośnie jeszcze bardziej, gdy weźmie się pod uwagę wzrost budżetów bazowych dla Departamentu Obrony i Departamentu Spraw Weteranów (Amadeo, 2019).

Badania wskazują na znaczną liczbę ofiar PTSD wynikających z wojen w Iraku i Afganistanie. Metaanaliza 33 badań opublikowanych w latach 2007-2013, obejmujących 4 945 897 weteranów wojennych z Iraku i Afganistanu, szacuje występowanie PTSD na poziomie 23% (Fulton i in., 2015). Chociaż nie ma powszechnej zgody co do liczby weteranów z Iraku i Afganistanu cierpiących na PTSD, niektóre szacunki mówią o 20-30 %. Inne badania szacują, że około 15 procent personelu wojskowego, który powrócił z wojen w Iraku i Afganistanie, doświadczy znaczących objawów stresu pourazowego po rozmieszczeniu (Ruzek, Schnurr, Vastering i Friedman, 2011, s. 3).

Aż 500.000 żołnierzy amerykańskich, którzy służyli w wojnach w Iraku i Afganistanie, zostało zdiagnozowanych z PTSD. Niektórzy spekulują, że PTSD jest bardziej powszechna w przypadku weteranów z Iraku i Afganistanu niż w przypadku poprzednich konfliktów, ponieważ wojny te stanowią wyjątkowy zestaw okoliczności, które przyczyniły się do problemów ze zdrowiem psychicznym. Okoliczności te obejmują taktykę działań wojennych w stylu miejskim, ataki partyzanckie, przydrożne improwizowane urządzenia wybuchowe oraz niepewne rozróżnienie między strefami bezpieczeństwa a strefami walki. Ponadto, ulepszenia w zakresie sprzętu ochronnego i medycyny pola walki znacznie zwiększyły szanse przeżycia, ale osoby, które przeżyły, często noszą niewidoczne rany. Wielu żołnierzy wraca do stanu z fizycznymi i psychicznymi urazami. Weterani mają również wysokie wskaźniki zachorowalności psychiatrycznej. Depresja jest najczęstszą współchorowalnością na PTSD u weteranów. Wyniki dużego badania krajowego pokazują, że prawdopodobieństwo wystąpienia poważnych zaburzeń depresyjnych jest prawie trzy do pięciu razy większe u osób z PTSD niż u osób bez PTSD (Reisman, 2016). Prawie każdym wskaźnikiem PTSD pozostaje poważnym problemem pod względem kosztów finansowych dla podatników i zdrowia psychicznego weteranów.

Popularne media zwracają uwagę na problemy z powracającymi weteranami. Na przykład, film "American Sniper" z 2014 r. śledzi życie szefa marynarki wojennej Chrisa Kyle'a, który stał się najbardziej śmiercionośnym strzelcem w historii armii amerykańskiej - 255 zabitych z czterech tras w Iraku, z czego 160 zostało oficjalnie potwierdzonych przez Departament Obrony. Film opisuje, że w odpowiedzi na zamachy bombowe dokonane w 1988 roku na ambasadę USA Kyle postanawia zaciągnąć się do Marynarki Wojennej. Kwalifikuje się do specjalnego szkolenia i zostaje snajperem US Navy SEALs. Film stał się nieoczekiwanym sukcesem, a jego wartość na całym świecie wynosi ponad 547 milionów dolarów brutto. Był to najwyżej dochodowy film roku 2014 w Stanach Zjednoczonych (350 milionów dolarów) i najwyżej dochodowy film wojenny wszechczasów, nieskorygowany o inflację. Na rozdaniu Oscarów Amerykański Snajper otrzymał sześć nominacji, w tym za najlepszy film, najlepiej przystosowany scenariusz i najlepszą rolę męską. Film przedstawia Kyle'a jako osobę na krawędzi i niezdolną do pełnego przystosowania się do życia cywilnego po czwartej wizycie na służbie w strefie walk. Psychiatra zachęca go do pomocy ciężko rannym weteranom w szpitalu VA.

2 lutego 2013 roku Kyle i jego przyjaciel Chad Littlefield zostali zamordowani na strzelnicy w Teksasie przez Eddiego Routha, 25-letniego Marine. Kyle i Littlefield zabrali Routha na strzelnicę, aby pomóc mu w leczeniu stresu pourazowego. U Routh'a zdiagnozowano zaburzenia stresu pourazowego i przepisano mu leki przeciwpsychotyczne i przeciwdepresyjne. Miał halucynacje słuchowe, paranoję i groził samobójstwem. Klinicyści VA uważali, że objawy

psychotyczne Routha były spowodowane nadużywaniem alkoholu, jak również naprawą broni. Zaoferowano mu leczenie szpitalne, ale odmówił i przestał brać leki. Routh stwierdził, że zastrzelił zarówno Kyle'a jak i Littlefielda, ponieważ nie rozmawiali z nim, gdy zabierali go na strzelnicę. W 2015 roku, Routh został uznany winnym zamordowania Kyle'a i Littlefielda. Ponieważ prokuratorzy nie ubiegali się o karę śmierci, sędzia procesowy skazał Routha na dożywocie w więzieniu bez możliwości zwolnienia warunkowego.

Film z 2008 roku, The Hurt Locker, w żywy sposób przedstawiał presję, z jaką spotykają się amerykańscy żołnierze w Iraku. Film był nominowany do dziewięciu Oscarów; zdobył sześć nagród Akademii, w tym za najlepszy obraz, reżyserię i najlepszy scenariusz oryginalny. Film opisuje bóle porodowe trzech członków jednostki U.S. Army Explosive Ordnance Disposal (EOD) w czasie wojny w Iraku. W filmie, sierżant pierwszej klasy William James przybywa jako nowy dowódca zespołu amerykańskiej armii ds. utylizacji materiałów wybuchowych (EOD) w Iraku. Zastępuje on sierżanta sztabowego, który został zabity przez improwizowane urządzenie wybuchowe (IED) w Bagdadzie. Podczas zwiedzania Jamesa zginął w wybuchu psychiatra obozu bazowego i przyjaciel jednego z członków oddziału Saperów. Sierżant James i członek jego jednostki zostają następnie wezwani na misję w ciągu ostatnich dwóch dni służby bojowej. Próbują odciąć zamki kamizelki bombowej przywiązanej do irackiego cywila; porzucają człowieka, który zginął w momencie wybuchu bomby. Ziomek Jamesa staje się zdenerwowany śmiercią mężczyzny i twierdzi, że nie może już sprostać presji i chce wrócić do domu, aby mieć syna. Po zakończeniu służby James wraca do swojej byłej żony i ich małego synka, który nadal mieszka z nim w domu. Znudziło mu się życie cywilne i wyznaje swojemu synowi, że jest tylko jedna rzecz, o której wie, że go kocha. Rozpoczyna kolejną służbę, służąc na kolejnej 365-dniowej rotacji.

Spersonalizowane narracje, takie jak te w "American Sniper" i "The Hurt Locker", służą do wpisania naszej świadomości w traumę, która nęka wielu weteranów. Zapisy VA wskazują, że co najmniej jedna czwarta weteranów z wojny w Iraku i Afganistanie, którzy dostali się do służby zdrowia Departamentu Administracji Weterynaryjnej, otrzymała diagnozę dotyczącą zaburzeń stresu pourazowego. Nie wydaje się to być przejściową chorobą. Wiadomo, że zaburzenia w rodzinie, pracy i funkcjonowaniu społecznym związane z objawami PTSD utrzymują się w wielu przypadkach przez długi czas (Ruzek i in., 2011, s. 3). U amerykańskich weteranów zdiagnozowano PTSD w większym stopniu niż u weteranów z innych krajów. Na przykład, tylko 4 procent wcześniej rozmieszczonych żołnierzy ze Zjednoczonego Królestwa miało objawy PTSD (s. 19). Sugeruje to rzeczywiste różnice między kohortami lub możliwe przecenienie amerykańskich ofiar PTSD. Krytycy administracji weteranów twierdzą, że przeceniają tę liczbę osób cierpiących na PTSD.

PTSD okazała się być również związana z samobójstwami weteranów wojen w Iraku i Afganistanie. Dla weteranów operacji Trwała Wolność (wojna w Afganistanie) i operacji Irak Wolność (wojna w Iraku), podobnie jak w innych wojnach, przejście ze służby wojskowej obejmuje utratę pozycji, utratę wspólnego celu i wycofanie się z ważnych relacji (Ruzek i in., 2011, s. 5). W wyniku tej transformacji wielu weteranów z Iraku i Afganistanu jest narażonych na myśli samobójcze (samobójcza ideologia) lub rzeczywiste samobójstwo. Dane ankietowe wskazują, że nawet 40 procent osób z PTSD doświadcza samobójczej ideologii w ciągu pierwszego roku od pojawienia się PTSD. Osoby te są sześciokrotnie bardziej narażone na próbę samobójczą w roku wystąpienia PTSD niż osoby bez PTSD (Claassen & Knox, 2011, s. 113).

Wiele czynników przyczynia się do wysokiego wskaźnika samobójstw wśród weteranów z Iraku i Afganistanu. Claassen i Knox (2011) twierdzą, że improwizowane urządzenie wybuchowe (IED) wywołane urazem stwarza problemy dostosowawcze dla żołnierzy ze współistniejącym traumatycznym urazem mózgu (TBI), z których wielu ma dostęp do potencjalnie śmiertelnych leków na receptę. Dane z Krajowego Raportu Danych o Samobójstwach (Veterans Administration's National Suicide Data Report) wykazały, że odsetek samobójstw wśród weteranów w wieku od 18 do 34 lat wzrósł w 2016 r. do czterech razy więcej niż w innych grupach wiekowych. Wskaźniki samobójstw były wyższe u młodych weteranów niż u ich męskich odpowiedników. W Narodowym Raporcie Danych o Samobójstwach Administracji Weteranów (Veterans Administration's National Suicide Data Report) odnotowano, że w roku 2016 w USA na weteranów przypadało 14 procent wszystkich samobójstw, mimo że stanowią oni zaledwie 8 procent ludności kraju. Istnieje wyraźna korelacja między wzrostem liczby przypadków PTSD a wzrostem liczby samobójstw wśród młodych weteranów. Niektóre listy samobójcze młodych weteranów obwiniają za decyzję o zakończeniu ich życia (Webb, 2018), które zostały im nakazane przez przełożonych.

## VII. Wnioski

Historia pokazuje, że trauma, czy to w życiu cywilnym, czy doświadczona w walce, może mieć niszczycielskie skutki. Starożytne relacje opisują narracje ciężkiego upośledzenia fizycznego (np. ślepoty) wynikającego z traumy bycia sterroryzowanym przez bliską walkę. Takie relacje nie są dziś dobrze udokumentowane, jednak fakt, że urazy mogą prowadzić do szkód psychicznych, jest bardziej znany. PTSD jest aktualnym terminem utraty wartości w związku z urazami. Wiele z tego, co napisano na temat PTSD, odnosi się do doświadczeń wojskowych, jednak PTSD może wynikać z innych doświadczeń, takich jak gwałt lub świadek masowych strzelanin. Warunki związane z PTSD mogą obejmować retrospekcje, wyścigowe serce, pocenie się, złe sny, przerażające myśli, trzymanie się z dala od miejsc, które przypominają o traumatycznych przeżyciach, unikanie myśli związanych z traumatycznym wydarzeniem, wściekłe wybuchy, negatywne myśli, poczucie winy i utrata zainteresowania przyjemnymi zajęciami. PTSD często towarzyszy depresja, nadużywanie substancji odurzających lub inne zaburzenia lękowe.

Objawy PTSD nie są nowe. Po wojnach z przeszłości wielu żołnierzy doświadczyło ogromnych trudności z powrotem do dawnego życia. Wiele z nich nosiło "niewidzialne rany" wojenne poprzez uszkodzenia psychiczne, znieczulenie lub samobójstwo. Historycznie, takie nazwy jak nostalgia, udar słoneczny, tęsknota za domem, serce żołnierza, wstrząs muszli, zmęczenie bojowe, zmęczenie bitewne i nerwica wojenna były wcześniej przypisywane do objawów PTSD. Władze (np. lekarze z U.S. Veterans Administration) muszą określić zakres zaburzeń związanych z urazami. Niektóre schorzenia związane z PTSD mogą być trwale upośledzone, jednak inne można przezwyciężyć za pomocą czasu, terapii i wysiłku. W przeszłości wielu z "chodzących rannych" było w stanie funkcjonować stosunkowo skutecznie. W czasie II wojny światowej chorzy na urazy byli szybko leczeni, a wielu wracało do walki. Niektórzy żołnierze z poprzednich konfliktów nie mogli przezwyciężyć swoich dolegliwości i ponieśli dożywotnie konsekwencje.

Koszty osobiste, rodzinne i psychologiczne związane z PTSD są wysokie. W jednym z badań z 2016 r. szacuje się, że roczny koszt leczenia PTSD w USA wynosi około 1,6 mld USD (Vyas i in., 2016). Indywidualne i rodzinne koszty PTSD są w dużej mierze niemierzalne. Amerykańskie ochotnicze siły zbrojne ponoszą nieproporcjonalnie duży ciężar wojen w ostatnich latach. Duża część społeczeństwa amerykańskiego pozostaje nieświadoma poświęceń tych żołnierzy, z których wielu nigdy w pełni nie otrząsnęło się po swoich doświadczeniach.

Stany Zjednoczone są odpowiedzialne za bezpośrednie zajęcie się wyzwaniami, jakie PTSD stawia przed dotkniętymi nią osobami. Będzie to korzystne nie tylko dla tych osób, ale dla całego społeczeństwa. W celu pełniejszej oceny wyborów przedstawionych przez PTSD w niniejszej książce zbadane zostaną możliwości leczenia i opcje dostępne dla ofiar i decydentów politycznych.

## VIII. Plan książki

Książka koncentruje się na leczeniu i polityce w zakresie PTSD. W rozdziale 1 umieszczono PTSD w kontekście historycznym, argumentując, że nie należy jej traktować jako zjawiska wyjątkowego, lecz jako rekonceptualizację klasycznej choroby związanej z urazami. Relacje dotyczące traumy z czasów wojny domowej, I wojny światowej i II wojny światowej sugerują, że wiele można się nauczyć o leczeniu PTSD z wcześniejszych okresów. W rozdziałach 2 i 3 dokonano przeglądu najczęściej stosowanych terapii w leczeniu PTSD. Obejmują one zabiegi kognitywno-behawioralne, o których mowa w rozdziale 2 oraz zabiegi oparte na lekach, które opisano w rozdziale 3. Podczas gdy konwencjonalne metody leczenia, takie jak terapia poznawczo-behawioralna i leczenie farmakologiczne są powszechnie akceptowane, nowe metody leczenia są zaawansowane. Te bardziej nowatorskie podejścia obejmują ćwiczenia, samopomoc, medytację i doświadczenia na pustyni; każde z tych nowatorskich podejść zostało opisane w rozdziale 4. Dwa ostatnie rozdziały opisują możliwości zawodowe dla osób cierpiących na PTSD oraz zalecenia polityczne. Podstawowym założeniem tych rozdziałów jest to, że wielu weteranów może prowadzić produktywne i satysfakcjonujące życie pomimo swoich niedoli. Jednak integracja personelu wojskowego z czasami antagonistycznym i obcym społeczeństwem obywatelskim pozostaje wyzwaniem. Polityka mająca na celu zwiększenie zatrudnienia i możliwości zatrudnienia, a nie tylko finansowe wynagradzanie weteranów, jest postrzegana jako strategia polityki publicznej godna dodatkowego zbadania. Można sobie wyobrazić, że przy odpowiednim leczeniu i motywacji wielu z nich może stać się bardziej funkcjonalnymi członkami szerszego społeczeństwa i bardziej zadowolonymi ze swojego życia osobistego.

**Referencje**


Abdul-Hamid, W.K. , & Hughes, J. H, (2014). Nic nowego pod słońcem: Zaburzenia związane ze stresem pourazowym w świecie starożytnym. *Early Science and Medicine*, 19(6), 549-57.

Adams, M. C. (2014). *Życie w piekle: Ciemna strona wojny domowej*. Baltimore: Johns Hopkins Prasa uniwersytecka.

Amadeo, K. (2019, 15 czerwca). Koszty wojny w Afganistanie, ramy czasowe i skutki gospodarcze. *Równowaga,*
Odzyskane 25 września 2019 r. ze strony https://www.thebalance.com/cost-of-afghanistan-war

Claaseen, C. C. , & Knox, K. L. (2011). Ocena i postępowanie w przypadku samobójstw wysokiego ryzyka
państwa w operacji "Trwała Wolność" i operacji "Iracka Wolność" personelu wojskowego. W J. Ruzek, P. Schnurr, J. Vasterling & M. Friedman (Eds). Opieka *nad weteranami z zaburzeniami rozrostowymi* (str. 109-127). Washington, DC: Amerykańskie Stowarzyszenie Psychologiczne.

Dean, E. T., Jr. (1997). *Sook over hell; Posttraumatyczny stres, Wietnam i wojna domowa.* Cambridge, MA: Harvard University Press.

Redaktor. (2012). Chodzący ranny - PTSD od starożytnej Grecji po Afganistan. Wojskowy teraz historia. Dostępny od 10 czerwca 2019 r. na stronie https://militaryhistorynow.com/2012/09/17.

Fulton, J. J., Calhoun, P. S., Wagner, H. R., Schry, A. R., Hair, L. P., Feeling, N., ...

Beckham, J. C. (2015, kwiecień). Częstość występowania zaburzeń stresu pourazowego w

Operacja "Trwała wolność/Operacja "Irakijscy weterani wolności" (OEF/OIF): Meta-analiza, 3(1), 98-107.

Greaves, A. M. (2013). Zespół stresu pourazowego (Posttraumatic stress disorder - PTSD) w starożytnej Grecji: A

przegląd metodologiczny. W S. O'Brien & D. Boatright (Eds). *Warfare and Society in the Ancient Eastern Mediterranean- Papers arising from a colloquium held at the University of Liverpool*, 13th June 2008. Oksford: WIELKA BRYTANIA: Archeopresja.

Redaktorzy History.com. (2018). PTSD i wstrząs skorupy. *History.com*, Dostępny od 10 czerwca 2019 roku pod adresem https://www.history.com/topics/inventions/

Herman, J. L. (1992). *Trauma i powrót do zdrowia.* Nowy Jork: Podstawowe książki.

Horwitz, A. V. (2018). *PTSD: Krótka historia.* Baltimore: Johns Hopkins University Press.

Jordan, B. M. (2014). *Marsz do domu: Unijni weterani i ich niekończąca się wojna domowa.* Nowy Jork: W.W. Norton.

Keegan, J. (1976). Twarz walki. Nowy Jork: Pingwin.

Kinder, J. M. (2015). *Płacąc ich ciałami: Wojna amerykańska i problem niepełnosprawnych weteranów.* Chicago: University of Chicago Press.

Military History Now.com. (2019, 19 marca). Smack Down - How the 'Patton Slapping Incident' Nearly Cost America One of its Greatest Generals. Odebrane 16 lipca 2019 r. ze strony https://militaryhistorynow.com/2019/03/19/.

Polsky, A. (1991). *Wzrost stanu terapeutycznego.* Princeton, NJ: Princeton University Press.

Reisman, M. (2016, październik). Leczenie PTSD dla weteranów: To, co działa, co nowe, i co dalej. *Pharmacy & Therapeutics, 41*(10), 232-234.

Ruzek, J. I., Schnurr, P. P., Vasterling, J. J. , & Friedman, M. J. (2011). Wprowadzenie: Zajmowanie się potrzebami w zakresie zdrowia psychicznego personelu czynnie zatrudnionego i weteranów. W J. Ruzek, P. Schnurr, J. Vasterling & M. Friedman (Eds). Opieka nad *weterynarzami z zaburzeniami stresu związanymi z rozmieszczeniem* (s. 3-10). Washington, D.C.: Amerykańskie Stowarzyszenie Psychologiczne.

Shepard, B. (2000). *Wojna nerwów: Żołnierze i psychiatrzy w dwudziestym wieku.* Cambridge, MA: Harvard University Press.

Departament Spraw Weteranów USA. (Lato, 2015). PTSD i weterani wietnamscy: A Trwałość Wydanie 40 lat później. Dostępny od 5 lipca 2019 r. https://www.publichealth.va.gov/exposures/publications/.

U.S. GAO. (5 maja 2010 r.). VA Health Care: Status podejścia VA do prowadzenia działalności w zakresie

National Vietnam Veterans Longitudinal Study. GAO-10-578R, Dostępny od 5 lipca 2019 r. pod adresem https://www.gao.gov/products/GAO-10-578R.

Drewno, P. (1941, 14 maja). "Zespół Da Costy. *British Medical Journal*, 1, 805-811.

Vyas, K.J., Fesperman, S.F., Nebeker, B.J., Gerard, S.K., Boyd, N.D., Delaney, E.M. ... Johnston, S.L. (2016). Zapobieganie PTSD i depresji oraz zmniejszanie kosztów opieki zdrowotnej w zakresie

wojsko: Wezwanie do budowania odporności wśród członków służby. *Medycyna wojskowa,*

181, 1240-1247.

Waller, W. (1944). *Weteran wraca.* San Francisco: Zapomniane książki.

Webb, W. (2018). Liczba samobójstw wśród weteranów wojennych z Afganistanu i Iraku. Odzyskane 15 lipca 2019 r. z https://popularresistance.org/suicide-rate-surging-among-afghanistan-iraq-war-veterans/.

Młody, A. (1995). *Harmonia iluzji: Wymyślanie zaburzeń stresu pourazowego.* Princeton, NJ: Princeton University Press.

## Rozdział 2 Zabiegi poznawczo-behawioralne

### I. Terapia długotrwałego narażenia

1. Wprowadzenie

Ogólnie rzecz biorąc, terapia poznawczo-behawioralna (CBT) koncentruje się na relacji między myślami, uczuciami i zachowaniami, i zauważa, jak zmiany w każdej dziedzinie może poprawić funkcjonowanie w innych. Osoby korzystające z CBT twierdzą, że zmiana szkodliwych myśli może prowadzić do zdrowszego zachowania. CBT jest zalecany w leczeniu PTSD. Terapia długotrwałego narażenia (PE) jest formą terapii poznawczo-behawioralnej, która, jak twierdzą zwolennicy, ma wiele korzystnych skutków. WF obejmuje dwie główne procedury leczenia, ekspozycję "imaginalną" i "in vivo". Ekspozycja obrazowa polega na opowiadaniu pamięci o urazach, podczas gdy ekspozycja in vivo polega na stopniowym konfrontowaniu sytuacji, miejsc i rzeczy, które przypominają o konkretnych urazach. Ekspozycja "Imaginalna" bezpośrednio odnosi się do pamięci urazowej. Terapeuta pracuje nad zmianą myśli i uczuć związanych z konkretną traumą. Proces angażowania się w prawdziwe sytuacje życiowe określany jest mianem ekspozycji "in vivo" ("w realu"). W terapii "in vivo" pacjent i terapeuta pracują nad identyfikacją działań, których pacjent unika. Celem zarówno ekspozycji in vivo, jak i wyobraźni jest pomoc pacjentom w powrocie do aktywności, z których kiedyś korzystali.

Terapia przedłużającego się narażenia na działanie PTSD polega na unikaniu myśli, przypomnień, czynności i sytuacji związanych z urazem. Wychowanie fizyczne koncentruje się na konfrontacji z oznakami urazów, aby usunąć je z uczuć lęku i stresu. Narażenie wyrzutowe polega na retuszowaniu urazu; podczas narażenia in vivo lekarz zwykle przydziela "zadania domowe". Zadania domowe ćwiczą umiejętności nauczane w terapii i zachęcają pacjentów do stosowania umiejętności nabytych w terapii w rzeczywistych sytuacjach życiowych. Jako przykład pracy domowej, pacjent z deficytem umiejętności społecznych może nauczyć się odpowiednich umiejętności społecznych w sesji leczenia, a następnie zostać poproszony o wykonanie zadania domowego, które stosuje te umiejętności - przykładem pracy domowej byłoby zaangażowanie społeczne lub powitanie pięciu osób każdego dnia.

Rodzaje prac domowych obejmują "zapisy myśli" i eksperymenty behawioralne. Pacjenci używający "zapisów myśli" są instruowani, aby zapisywać negatywne myśli i ważyć dowody zarówno za tymi myślami, jak i przeciwko nim. Są oni poinstruowani, aby w trakcie tego procesu wymyślać nowe, zrównoważone myśli. Eksperymenty behawioralne pomagają pacjentom bezpośrednio testować przekonania. Badania wskazują, że odrabianie pracy domowej i dokładność przewidują wyniki i mogą pomóc pacjentom pozostać w remisji (Kazantzis, Whittington, & Dattilio, 2010). Duża część literatury publikowanej na temat pracy domowej polega na zmianie myśli i zachowań pacjentów w celu zmniejszenia objawów zaburzeń psychicznych, z powodu których cierpią. Zadania domowe mogą obejmować zarówno codzienne ćwiczenia, jak i nagrywanie negatywnych myśli w ciągu dnia. Celem tych zadań domowych jest poprawa nastroju pacjentów i opanowanie umiejętności, które rozwinęli w trakcie terapii.

Dr Edna B. Foa, z Uniwersytetu Pensylwanii był główną postacią w rozwoju terapii długotrwałego narażenia. W swoich przełomowych badaniach podaje, że wiele badań przeprowadzonych w niezależnych laboratoriach badawczych wykazało, że terapia długotrwałego narażenia (PE) jest wysoce skuteczna w leczeniu PTSD w szerokim zakresie typów urazów, cech przeżycia i kultur (Foa, Gillihan, i Bryant, 2013; Foa, Hembree, i Rothbaum, 2007). Ona i jej współpracownicy utrzymują, że terapeuci bez większego doświadczenia mogą z łatwością nauczyć się i wdrożyć leczenie z powodzeniem. Autorzy ci zauważają, że terapie ekspozycji mają na celu zmniejszenie objawów PTSD, takich jak depresja, złość i poczucie winy, poprzez pomoc pacjentom w konfrontacji ze wspomnieniami związanymi z traumą. Może to polegać na wielokrotnym powracaniu do traumatycznej pamięci lub konfrontowaniu się z sytuacjami, które w rzeczywistości są nieszkodliwe.

PE ma za zadanie korygować i zmieniać błędne myśli, które wywołują strach. Wśród osób cierpiących na PTSD powszechne są myśli, że świat jest niebezpieczny, a pacjent jest całkowicie niekompetentny i nie jest w stanie poradzić sobie ze stresem. Kontrolowane oddychanie odgrywa w PE drugorzędną rolę jako uzupełnienie technik "imaginacyjnych" i "in vivo". Foa, Gillihan i Bryant (2013) stwierdzili, że wychowanie fizyczne jest skuteczne w ograniczaniu objawów PTSD w wielu populacjach, w tym u kobiet, które przeżyły gwałt, weteranów i uchodźców. Dochodzą oni do wniosku, że wychowanie fizyczne przynosi znacznie większe redukcje w zakresie PTSD niż doradztwo, trening relaksacyjny, farmakoterapia i psychoterapia indywidualna.

Pogląd, że polietylen może powodować pogorszenie objawów, został wykorzystany w celu zakwestionowania jego zastosowania. Jednakże, poza kilkoma analizami przypadków, nie ma dowodów na to, że PE jest związany z niepożądanymi efektami ubocznymi. Ponadto stwierdzono, że wF jest bardziej akceptowany przez pacjentów niż leki (Feeny, Zoellner, Mavissakalian, i Roy-Byrne, 2009). Na podstawie swojej analizy Foa i wsp. (2013, s. 75) stwierdzają, że "istnieje wiele dowodów na skuteczność leczenia PTSD z PE opartego na ekspozycji, popartych największą liczbą starannie kontrolowanych badań dotyczących leczenia, prowadzonych przez niezależne ośrodki na całym świecie o największej różnorodności populacji urazów".

2. Procedury i teoria wychowania fizycznego

Program leczenia wf-u wyłonił się z tradycji terapii ekspozycji na zaburzenia lękowe, w której klienci konfrontują się z bezpieczną, ale wywołującą lęk sytuacją w celu przezwyciężenia strachu. Terapia WF rozpoczyna się (sesja 1) od przedstawienia klientowi ogólnych przesłanek leczenia. Terapeuta wprowadza ideę, że unikanie przypomnień o urazach służy utrzymaniu objawów PTSD i stresu. Komponent edukacyjny sesji 1 omawia wspólne reakcje na traumę, w którym terapeuta dokonuje przeglądu emocji pojawiających się w następstwie traumatycznych doświadczeń. "Psychoedukacja" kontynuuje sesję 2 z omówieniem wspólnych reakcji na traumę. W tym czasie terapeuta dokonuje z pacjentem przeglądu wspólnych objawów, emocji i zachowań, które występują po traumatycznych przeżyciach. Celem tej dyskusji jest wywołanie własnych reakcji klienta na te doświadczenia i normalizacja reakcji klienta. Trening oddechowy jest również wprowadzany w sesji 1. Celem tego szkolenia jest przekazanie pacjentowi użytecznej umiejętności zmniejszania napięcia i lęku, które zakłócają codzienne funkcjonowanie. Umiejętność oddychania jest uważana za drugorzędną w stosunku do procesu WF, jednak niektórzy pacjenci uważają ją za niezwykle przydatną.

Podstawowe interwencje (imaginacyjne i "in vivo" są wprowadzane w sesji 2 i 3. W sesji 2 klienci są wprowadzani w bezpieczne czynności i miejsca, których klient unika z powodu lęku związanego z traumą (jest to rzeczywisty lub "in vivo" element terapii). Podczas sesji terapeuta i klient wybierają, w jakie działania powinien się zaangażować. Pacjenci i terapeuci powinni brać pod uwagę poziom stresu i zdolność klienta do pomyślnej realizacji zadań. Klienci przeprowadzają ćwiczenia jako "pracę domową" pomiędzy sesjami. Na przykład kobietom, które boją się mężczyzn, ponieważ zostały zaatakowane, można przypisać zadania domowe, takie jak stopniowe angażowanie mężczyzn w interakcje w bezpiecznych środowiskach. Te zadania domowe mogą obejmować zapytanie męskiego urzędnika o informacje w sklepie, wymeldowanie się w sklepie spożywczym z męskim kasjerem, przywitanie się i nawiązanie kontaktu wzrokowego z męskimi kasjerami oraz rozpoczęcie rozmowy z męskimi współpracownikami. Ponieważ kobieta nie jest skrzywdzona przez te doświadczenia (nie zraniona ani nie zagrożona) w teorii, zaczyna zmieniać swoje postrzeganie, że wszyscy mężczyźni są niebezpieczni.

W sesji 3 klienci wracają do pamięci urazowej poprzez "wyobrażeniową ekspozycję". Ćwiczenie to polega na głośnym wizualizowaniu i relacjonowaniu przez pacjenta jego traumatycznego zdarzenia; ćwiczenia prowadzone są w każdej sesji zabiegowej. Opowiadanie o traumatycznym zdarzeniu odbywa się na zasadzie audioterapii, a klient otrzymuje polecenie odsłuchania nagrania jako pracy domowej. Podczas naświetlania obrazowego pacjenci proszeni są o przypomnienie sobie wspomnień z urazu i rozpoczęcie powracania do nich w punkcie pamięci nieco wcześniejszym od urazu. Klienci są zachęcani do przechodzenia przez historię swojej traumy aż do zakończenia niebezpieczeństwa. Określone punkty początkowe i końcowe są wybierane pomiędzy terapeutą a klientem. Klienci proszeni są o zamknięcie oczu i przywołanie bolesnych wspomnień tak żywe, jak to tylko możliwe, i wyobrażenie sobie ich w swoim umyśle. Doświadczenie to jest opisane w obecnym czasie. Ważne jest, aby pozostać w wyobraźni przez długi okres czasu. Kiedy klienci skończą opisywać uraz, proszeni są o rozpoczęcie go od nowa bez przerwy. Ważne jest, aby klienci nie odsuwali wspomnień, nawet jeśli są one bolesne. Klientom przypomina się, że wspomnienia nie są niebezpieczne. Klienci powinni bez przerwy odtwarzać pamięć traumatyczną przez 45-60 minut (Foa i in., 2007, s. 2-3, 85-86, 112).

Konceptualna teoria wspierająca Terapię Długotrwałego Narażenia jest teorią Procesu Emocjonalnego, która została opracowana przez Foa i Kozaka (1985, 1986). Teoria przetwarzania emocjonalnego zaczyna się od pojęcia, że strach jest przedstawiany w pamięci jako "program" uciekający przed niebezpieczeństwem. Struktura strachu obejmuje reprezentację bodźców, których się boimy (np. żołnierz wroga), reakcję na strach (np. szybsze bicie serca), znaczenie związane z tymi bodźcami (np. żołnierze wroga są niebezpieczni i odpowiedź (np. szybsze bicie serca oznacza strach). Kiedy struktura strachu stanowi realne zagrożenie, określa się ją jako normalną strukturę strachu. Poczucie przerażenia w tej sytuacji może być postrzegane jako normalne i adaptacyjne. Foa i Kozak (1986) twierdzą, że struktury strachu mogą stać się patologiczne, gdy skojarzenia z bodźcami nie są dokładnymi reprezentacjami, reakcje unikania są wywoływane przez nieszkodliwe bodźce, reakcje unikania są łatwo wyzwalane, reakcje unikania zakłócają zdrową adaptację, a nieszkodliwe bodźce są związane z zagrożeniami. Foa i Kozak (1985) sugerują, że leczenie może zmniejszyć lęk poprzez modyfikację patologicznych elementów struktur strachu.

Foa i Kozak twierdzą, że dwa warunki są niezbędne do pomyślnej modyfikacji struktur strachu. Po pierwsze, należy aktywować strukturę strachu; po drugie, do struktury strachu należy włączyć nowe informacje, które są niezgodne z błędnymi informacjami zawartymi w strukturze strachu. Kiedy okazuje się, że informacje, które kiedyś wywoływały objawy lęku, nie wywołują go długo (Foa i in., 2007, s. 13). Wkład Foa polega na tym, że ona i jej współautorzy oferują kompleksową teorię PTSD, która uwzględnia naturalną regenerację, rozwój PTSD oraz skuteczność terapii kognitywno-behawioralnych w leczeniu PTSD (Foa & Riggs, 1993; Foa & Jaycox, 1999). Foa i in., (2007) zgrabnie podsumowują podstawy wychowania fizycznego, stwierdzając: "Zakłada się, że wychowanie fizyczne w celu leczenia zaburzeń układu mięśniowo-szkieletowego działa poprzez aktywację struktury strachu, przez świadomą konfrontację myśli, obrazów i sytuacji związanych z traumą poprzez wyobrażenie i ekspozycję in vivo, a także przez uczenie się, że ich postrzeganie świata jest niedokładne".

## II. Terapia procesów poznawczych

1. Wprowadzenie

Terapia Przetwarzania Poznawczego (CPT) koncentruje się na naprawieniu szkód wyrządzonych przez traumatyczne wydarzenie w przekonaniach o sobie i świecie. CPT oferuje specyficzne umiejętności restrukturyzacji poznawczej, które pozwalają pacjentom kwestionować negatywne myśli i interpretacje (punkty zaklejone). Ostatecznie pozwala to pacjentom na uzyskanie zdrowszego spojrzenia na konkretne urazy. Terapia Przetwarzania Poznawczego (CPT) składa się z 12 sesji terapeutycznych, które zostały uznane za skuteczne w leczeniu pourazowych zaburzeń stresowych (PTSD). Chociaż badania nad CPT pierwotnie koncentrowały się na ofiarach gwałtu, terapia ta była z powodzeniem stosowana w odniesieniu do szeregu innych traumatycznych zdarzeń, w tym urazów związanych z wojskiem (Resnick, Monson, & Chard, 2008, s. 1).

Terapia CPT w leczeniu PTSD rozpoczyna się od elementu edukacyjnego. Pacjenci są proszeni o napisanie Impact Statement, aby pacjent i terapeuta mogli rozpocząć identyfikację obszarów problemowych w myśleniu o traumatycznym zdarzeniu (tj. "punktów zaklinowanych"). Pacjent jest nauczony rozpoznawać i oznaczać myśli i uczucia oraz rozpoznawać związek między tymi myślami i uczuciami. Inne sesje skupiają się na generowaniu relacji z traumy, która jest odczytywana przez terapeutę. Podczas pierwszych pięciu sesji terapeuta używa sokratejskiego kwestionowania, aby zacząć kwestionować zniekształcone poznania. Terapeuta skupia się na problemach asymilacji, samouwielbienia i innych myśli o poczuciu winy. Reszta sesji koncentruje się na nauczaniu umiejętności terapeutycznych pacjenta i wreszcie koncentruje się na konkretnych tematach, które prawdopodobnie zostały zakłócone przez traumatyczne wydarzenie. Tematy mogą obejmować kwestie bezpieczeństwa, zaufania, władzy/kontroli, szacunku i intymności. Umiejętności i ćwiczenia mają na celu budowanie na sobie nawzajem, a moduły mają być realizowane w porządku hierarchicznym (s. 6).

CPT jest przeznaczony do wprowadzenia pacjentów do ich własnej świadomości niespójnych lub dysfunkcyjnych myśli. Wyraźnym celem CBT jest nauczenie pacjentów kwestionowania ich własnych myśli i przekonań. Zazwyczaj CBT składa się z następujących 12 sesji: 1) Wprowadzenie i edukacja 2) Znaczenie zdarzenia, 3) Identyfikacja myśli i uczuć, 4) Zapamiętywanie traumatycznego zdarzenia, 5) Identyfikacja punktów zaklinowanych, 6) Kwestie kwestionujące, 7) Wzorce myślenia problemowego, 8) Problemy bezpieczeństwa, 9) Problemy z zaufaniem, 10) Problemy z zasilaniem/kontrolą, 11) Problemy z poczuciem własnej wartości, 12) Problemy z intymnością i znaczeniem zdarzenia.

2. Cele sesji

Każda z 12 sesji ma inny zestaw celów. Są one następujące:

**Sesja 1 Cele:** 1) Budowanie relacji z pacjentem. 2) Edukacja pacjenta w zakresie objawów PTSD i depresji 3) Uzasadnienie leczenia opartego na konceptualizacji PTSD. 4) Ustalenie przebiegu leczenia oraz 5) uzyskanie zgody na leczenie.

**Sesja 2 Cele:** Wymieniono trzy konkretne cele: 1) Zacząć ustalać punkty zaklinowane pacjenta. Punkty utknięcia definiuje się jako sprzeczne przekonania lub silne negatywne przekonania, które tworzą nieprzyjemne emocje i problematyczne lub niezdrowe zachowanie. Te zaklinowane punkty mogą być tworzone na kilka różnych sposobów. Po pierwsze, punkty zaklinowane mogą być konfliktem między wcześniejszymi przekonaniami a przekonaniami po traumatycznym doświadczeniu. Po drugie, punkty zaklinowane mogą być również tworzone, jeśli wcześniejsze negatywne przekonania zostaną potwierdzone lub wzmocnione przez traumatyczne wydarzenie. Po ustaleniu punktów zaklinowanych pacjenci formułują dlaczego nie doszli do naturalnego powrotu do zdrowia po zdarzeniu (Impact Statement). 2) Dokonanie przeglądu sformułowania PTSD i depresji. 3) Zacząć pomagać pacjentowi w rozpoznawaniu i dostrzeganiu związku pomiędzy zdarzeniami, myślami i emocjami. Podstawowym narzędziem służącym do zrozumienia zrozumienia przez pacjenta jego urazu i poprzez oświadczenie o uderzeniu.

**Sesja 3 Cele:** Określono cztery cele: 1) Pomoc pacjentowi w oznaczaniu myśli i emocji, 2) Przedstawienie przekonania, że zmiana myśli może zmienić intensywność lub rodzaj emocji, 3) Rozpoczęcie rzucania wyzwania samozadowoleniu i poczuciu winy w związku z traumatycznym wydarzeniem, 4) Wyznaczenie pacjenta do napisania szczegółowego opisu traumatycznego wydarzenia (Trauma Account).

**Sesja 4 Cele**: Określono cztery cele: 1) Poprosić pacjenta o przeczytanie jego konta, 2) Zidentyfikować punkty utknięcia pacjenta, 3) Rozpocząć kwestionowanie samozadowolenia i innych asymilacji z pytaniami sokratycznymi, 4) Przenieść konto urazowe z większą ilością szczegółów i wszystkim, co zostało pominięte.

**Sesja 5 Celów:** Na sesję składa się sześć celów: 1) skłonienie pacjenta do przeczytania i przedyskutowania nowszej wersji konta urazowego, 2) omówienie nowych uzupełnień lub skreśleń konta, 3) sprawdzenie wyrażeń i samookaleczeń lub poczucia winy, 4) kontynuacja terapii na zaklinowanych punktach, 5) wprowadzenie pytań, tak aby pacjent zaczął używać sokratejskich pytań do siebie, 6) przypisanie pytań i konta do innego traumatycznego zdarzenia w razie potrzeby. Terapeuta powinien powtórzyć, że punktami stałymi są konflikty między starymi przekonaniami a rzeczywistością zdarzenia lub negatywne przekonania, które pozornie zostały potwierdzone przez zdarzenie.

**Sesja 6 Celów**: Poszukiwane są cztery cele: 1) przeglądanie pytań, 2) pomoc pacjentowi w udzielaniu odpowiedzi na pytania, 3) kontynuacja terapii poznawczej dla punktów zaklinowanych, 4) przypisanie arkusza pracy, który prosi pacjenta, aby zauważył, czy ma on skłonności do określonych wzorców myślenia przeciwnych do zamierzonych. Terapeuta powinien opisać, jak te wzorce stają się automatyczne, tworząc negatywne uczucia i powodując, że ludzie angażują się w samobójcze zachowania.

**Sesja 7 Cele:** Wymienione są cztery cele: 1) Przeglądanie arkusza ćwiczeń, 2) Pomoc pacjentowi w określeniu, czy ma on szczególnie silne skłonności do zachowań przynoszących efekt przeciwny do zamierzonego, 3) Wprowadzenie innego arkusza ćwiczeń, który będzie używany przez pozostałą część terapii. Pacjenci spoglądają na arkusz pracy, aby zaobserwować przeciwne do zamierzonego wzory myślenia. Następnie pacjent jest proszony o wygenerowanie kolejnego oświadczenia, które jest bardziej wyważone i oparte na dowodach. Gdyby ktoś miał skrajne przekonania, celem byłoby wypracowanie bardziej zrównoważonych przekonań. Celem arkusza ćwiczeń jest wprowadzenie pojęcia alternatywnych myśli i uczuć, 4) Wprowadzenie "Podręcznika modułu bezpieczeństwa". Prezentacja modułu bezpieczeństwa dotyczy pierwszego z pięciu ogólnych tematów bezpieczeństwa, zaufania, władzy i kontroli, szacunku i intymności. W ulotce modułu bezpieczeństwa pacjenci są proszeni o opisanie wcześniejszych przekonań na temat bezpieczeństwa. Następnie terapeuta pomaga pacjentowi ustalić, czy wcześniejsze przekonania zostały zakłócone lub wzmocnione przez traumatyczne wydarzenie. Zbyt uogólnione obawy prowadzą niektórych weteranów do unikania całych grup ludzi.

**Sesja 8 Cele: Poszukiwane są trzy** cele: 1) przejście do pierwszego arkusza, 2) przegląd modułu bezpieczeństwa i skupienie się na kwestiach bezpieczeństwa, 3) wprowadzenie modułu zaufania i koncepcji zaufania. Terapeuta powinien pomóc pacjentowi skonfrontować się z problematycznymi myślami, których nie był w stanie zmienić.

**Sesja 9 Celów:** Poszukiwane są trzy cele: 1) przegląd arkuszy dotyczących zaufania, 2) przegląd innych arkuszy dotyczących punktów przyklejonych przez pacjenta, 3) wprowadzenie pojęć władzy i kontroli. Terapeuta powinien zacząć od omówienia sukcesu lub trudności pacjenta w zmianie poznania. Chociaż zaufanie jest często problemem dla pacjentów z PTSD, to jest ono szczególnie ważne dla osób, które padły ofiarą znajomych (np. w sytuacjach urazów seksualnych w wojsku).

**Sesja 10 Celów:** Składa się z czterech celów: 1) Przeglądanie arkuszy pacjenta dotyczących kontroli i władzy, 2) Wprowadzenie modułu Esteem Module w celu zakwestionowania kwestii związanych z poczuciem własnej wartości, 3) Przypisanie pacjenta do praktyki dawania i odbierania komplementów, 4) Przypisanie pacjenta do wykonywania co najmniej jednej miłej rzeczy dla siebie każdego dnia. Celem terapeuty jest pomoc pacjentowi w odzyskaniu zrównoważonego widoku władzy i kontroli. Kiedy terapeuci zaczęli pomagać pacjentom patrzeć na możliwości, zaczynają dostrzegać, że nie są bezradni. Jeśli pacjent uważa, że nie ma kontroli nad swoim życiem, terapeuta może przeprowadzić go przez cały dzień, skupiając się na wszystkich podejmowanych decyzjach.

**Sesja 11 Cele:** Składa się z pięciu celów: 1) Przeglądanie komplementów i miłych rzeczy, które pacjent zrobił dla siebie, 2) Przeglądanie arkuszy dotyczących szacunku i innych tematów, 3)

Wprowadzanie koncepcji intymności, 4) Przypisywanie arkuszy dotyczących intymności, 5) Przypisywanie nowego Oświadczenia o wpływie.

**Sesja 12 Celów:** Końcowy komponent składa się z następujących sześciu celów: 1) Przeglądanie arkuszy dotyczących intymności i praca nad rozwiązywaniem problemów, które mogą zakłócić rozwój lub utrzymanie relacji ze sobą i innymi osobami, 2) Kazanie pacjentowi przeczytać jego oświadczenie końcowe, 3) Zapoznanie się z pierwszym oświadczeniem pacjenta i porównanie tych dwóch, 4) Przegląd przebiegu leczenia, 5) Określenie celów na przyszłość, 6) Przypomnienie pacjentom, że przejmują obowiązki terapeuty i powinni nadal ćwiczyć umiejętności nabyte podczas leczenia (Resnick, Monson, & Chard, 2008).

Według U.S. Veterans Administration, duża liczba badań wykazała, że Terapia Przetwarzania Poznawczego jest skuteczna nawet w odniesieniu do pacjentów z innymi współwystępującymi stanami chorobowymi. CPT ma najsilniejsze zalecenie jako leczenie PTSD. W teorii, w ramach CPT osoby organizują informacje w kategorie, aby nadać sens światu. Następnie otrzymują i interpretują nowe informacje; zaczynają sprawować pewną kontrolę nad swoimi doświadczeniami. CBT koncentruje się na traumatycznych wydarzeniach, które mogą zakłócić kategorie lub schematy informacji, szczególnie wokół przekonań związanych z bezpieczeństwem, zaufaniem, władzą, szacunkiem i intymnością. Uważa się, że PTSD powstaje w wyniku zakłóceń w tych schematach i niedokładnych oświadczeń własnych ("punktów zaczepienia"), które przerywają normalny powrót do zdrowia po traumatycznych przeżyciach.

Terapia procesów poznawczych jest jedną z najczęściej badanych metod leczenia PTSD. Metaanalizy sugerują, że CPT daje duże efekty terapeutyczne w odniesieniu do redukcji objawów PTSD i utraty diagnozy. CPT była pierwotnie oceniana z cywilnymi kobietami będącymi ofiarami napaści na tle seksualnym i gwałtu. Jednakże kilka badań wykazało, że CPT jest również skuteczny w leczeniu PTSD u weteranów i członków czynnej służby wojskowej.

Jest wiele korzyści dla CPT. Terapia może być dostarczana zarówno mężczyznom jak i kobietom weteranom za pomocą telekonferencji. Skuteczność CPT została wykazana w odniesieniu do różnych grup ludności, w tym ludności w Demokratycznej Republice Konga, Iraku i Niemczech. The Veterans Administration notes that CPT has also been shown to improve correlates of PTSD such as depression, suicidal ideation, health-related concerns, sleep, dissociation, and functioning across important life domains. Ma najsilniejsze zalecenie jako leczenie PTSD (Galovsly, Norman, & Hamblen, n. d.).

## III. Przemieszczanie się po oczach Uczulanie i powtórne przetwarzanie

1. Wprowadzenie

Leczenie znieczulenia i regeneracji ruchu oczu (EMDR) jest dość nowym, nietradycyjnym rodzajem terapii. Ta forma terapii została opracowana przez Francine Shapiro i zyskała dużą popularność w leczeniu zaburzeń stresu pourazowego (PTSD). Shapiro (2007, 2) twierdzi, że odkryła terapeutyczne efekty przypadkowego ruchu oczu podczas spaceru po parku pewnego dnia w maju 1987 roku i zauważyła, że niektóre niepokojące myśli, które miała nagle zniknęły. Kiedy przywiozła te myśli z powrotem, nie były one tak zdenerwowane i nie wydawały się tak ważne, jak wcześniej. Wydawało się to sprzeczne z tym, co wcześniej uważała, że niepokojące myśli zazwyczaj rozgrywają się w "pętli" powtarzając się w kółko, chyba że ktoś zrobi coś, by je zatrzymać lub zmienić. Shapiro zauważył, że kiedy przyszły jej do głowy niepokojące myśli, jej oczy spontanicznie zaczęły poruszać się bardzo szybko tam i z powrotem po przekątnej w górę. Kiedy to nastąpiło, niepokojąca myśl zniknęła ponownie; kiedy pojawiły się ponownie, straciły one swój wpływ. Zafascynowana tym odkryciem, Shapiro zaczęła wypróbowywać swoje ćwiczenia ruchowe na oczach przyjaciół, kolegów i uczestników warsztatów. Pracując z około 70 osobami w ciągu około 6 miesięcy Shapiro opracował standardową procedurę, która pozwoliła na zmniejszenie lęku podobnego do tego, jaki odczuwała w parku po szybkim ruchu oka (s. 3).

Proces EMDR zaawansowany przez Shapiro jest kontrowersyjny wśród pracowników służby zdrowia, ponieważ podchodzi do kwestii psychologicznych w nietypowy sposób. Nie opiera się na terapii gadżetami czy lekami, ale wykorzystuje własne szybkie, rytmiczne ruchy oczu pacjenta, które tłumią siłę naładowanych emocjonalnie wspomnień z minionych traumatycznych zdarzeń. W sesji terapeutycznej EMDR terapeuta porusza palcami w przód i w tył przed twarzą pacjenta i prosi pacjenta, aby podążał za ruchami dłoni oczami. W tym samym czasie terapeuta EMDR poprosi pacjenta o przypomnienie sobie niepokojącego zdarzenia. Stopniowo, terapeuta poprowadzi pacjenta do przesunięcia niepokojących myśli na bardziej przyjemne. Niektórzy terapeuci używają alternatywy dla ruchów palców, takich jak dotykanie ręką lub palcami lub tonów muzycznych. Zwolennicy EMDR twierdzą, że osłabia to efekt negatywnych emocji. Terapeuci zwracają się do pacjentów przed i po leczeniu o ocenę poziomu ich cierpienia; jest nadzieja, że niepokojące wspomnienia staną się mniej zakłócające.

Amerykańskie Stowarzyszenie Psychiatryczne (American Psychiatric Association - APA) zauważa, że EMDR jest skuteczny w leczeniu objawów ostrej i przewlekłej PTSD. Dochodzą oni do wniosku, że EMDR może być szczególnie użyteczny dla osób, które mają problemy z mówieniem o traumatycznych wydarzeniach, których doświadczyły. Ponadto, Departament Spraw Weteranów i Departament Obrony wydały wytyczne dotyczące praktyki klinicznej, które zdecydowanie zalecają stosowanie EDMR w leczeniu PTSD zarówno w populacji wojskowej, jak i niewojskowej. Według American Psychiatric Association, MDR jest indywidualna terapia zwykle dostarczane jeden do dwóch razy w tygodniu w sumie 6-12 sesji, choć niektóre osoby korzystają z mniejszej liczby sesji.

Shapiro (2007, s. 68) twierdzi, że w swojej stosunkowo krótkiej historii, terapia EMDR ewoluowała od prostej techniki do integracyjnego podejścia, które podkreśla system przetwarzania informacji w mózgu i wspomnienia niepokojących doświadczeń. Ośmioetapowe leczenie dotyczy doświadczeń, które doprowadziły do negatywnych wyników i prób doprowadzenia klienta do stanu zdrowia psychicznego. W 1989 roku, kiedy to wprowadzono proces EMDR, terapeuci sklasyfikowali leczenie jako znieczulenie na ruch oczu lub EMD. Intencją terapii jest zmniejszenie strachu i lęku wynikającego z traumatyzmu poprzez proces wykorzystujący ruch oczu. W kolejnych latach odkryto, że inne formy stymulacji, takie jak krany, są również skuteczne; terapeuta zaczął zdawać sobie sprawę, że zmiany w lęku i strachu są produktami ubocznymi kompleksowej regeneracji traumatycznych doświadczeń (s. 69).

Amerykańskie Stowarzyszenie Psychiatryczne, Departament Spraw Weteranów i Departament Obrony umieszczają EMDR w najwyższej kategorii skuteczności i wsparcia badawczego. Status ten znajduje się również na stronie reflected w licznych międzynarodowych wytycznych. Dokumenty badawcze, że EMDR jest tak skuteczne i długotrwałe, jak najbardziej badanych metod terapii poznawczo-behawioralnej (CBT). W odróżnieniu od innych form terapii urazowej, które obejmują obszerne prace domowe, efekty EMDR są osiągane tylko w przypadku leczenia in-sesyjnego.

## 2. Ośmioetapowe podejście do leczenia i uziemienie teoretyczne

EMDR wykorzystuje ośmiofazowy model leczenia w celu zajęcia się pełnym zakresem skarg spowodowanych lub zaostrzonych przez wcześniejsze negatywne doświadczenia. Leczenie ośmiofazowe zapewnia systematyczny sposób przetwarzania negatywnych doświadczeń, które przyczyniają się do dysfunkcji. Proces ten dostarcza również pozytywnych doświadczeń, które są niezbędne do doprowadzenia klienta do zdrowia. Fazy te zostały opisane poniżej.

**Etap 1** - Historia klienta: W fazie 1. dorośli klienci są proszeni o opisanie najbardziej niepokojących wspomnień z dzieciństwa lub linii czasu, która wizualnie wyznacza najistotniejsze wydarzenia. Obecne sytuacje są oceniane pod kątem stopnia zagrożenia. Celem w tej fazie terapii EMDR jest zidentyfikowanie istotnych wspomnień przyczyniających się do dysfunkcji, która wymaga przetworzenia.

**Faza 2** - Przygotowanie: W tej fazie ważne jest, aby wszyscy zrozumieli, skąd wzięły się problemy, co je wzmacnia, jakie mogą być wybory dla klienta, co można osiągnąć dzięki terapii oraz jak ważna jest identyfikacja wspomnień i czynników wyzwalających. Musi zostać przetworzona geneza zdarzeń i bieżących sytuacji. Mogą być stosowane techniki samokontroli, w których klienci są w stanie przywrócić poczucie bezpieczeństwa, spokoju lub odwagi; zazwyczaj jest to wystarczające do wytworzenia uczucia samokontroli. Podczas przetwarzania informacji, niepokojące wspomnienia łączą się z informacjami adaptacyjnymi, tak aby nauka mogła mieć miejsce. Upodmiotowienie klienta, stabilizacja i budowanie trwałej relacji terapeutycznej, to podstawowe elementy tej fazy.

**Etap 3** - Ocena: Leczenie polega na przetwarzaniu przeszłych zdarzeń, które stworzyły podstawy dla obecnej dysfunkcji, sytuacji obecnych, które wywołują zaburzenie, oraz szablonów dla odpowiednich przyszłych działań. W tej fazie terapeuta wzbudza negatywne poglądy pacjenta i wprowadza pożądane pozytywne przekonanie.

**Faza 4** - Odczulanie: Podczas tej fazy przetwarzanie jest prowadzone zgodnie z procedurami, które angażują mózg i stymulują sieci pamięci. Pojawiają się spostrzeżenia, mogą pojawić się nowe wspomnienia, a negatywne emocje są zastępowane pozytywnymi. Według Shapiro (s. 77), gdy lekarz diagnozuje zaburzenie osobowości, jest ono spowodowane nieprawidłowymi reakcjami. Aby pomóc klientowi przejść do stanu lepszego zdrowia psychicznego, niezbędne jest zidentyfikowanie i przetworzenie wcześniejszych doświadczeń, które stworzyły podstawy do niewłaściwej reakcji adaptacyjnej. Standardowe procedury EMDR są wykorzystywane do przetwarzania niepokojących doświadczeń. Procedury te mają na celu uzyskanie dostępu do pamięci, tak jak są one obecnie przechowywane, stymulowanie przetwarzania informacji i monitorowanie wszelkich zmian informacji. Celem jest uzyskanie adaptacyjnego rozwiązania. Stymulacja taka jak ruch oczu ułatwia połączenia pomiędzy sieciami pamięci.

Klient proszony jest początkowo o skupienie się na pamięci (np. negatywnym przekonaniu), a jednocześnie o skupienie się na oku lub innej stymulacji. Pod koniec stymulacji, klient zgłasza wszelkie nowe skojarzenia, które mogły się pojawić. Terapeuta może skierować klienta, aby skoncentrował się na nowych informacjach. Celem zabiegu jest powrót pacjenta do doświadczeń, które wcześniej wydawały się bolesne i nie powodowały niepokoju. Po zestawieniu ruchów oczu klienci są proszeni o zidentyfikowanie uczuć. Uczenie się występuje, gdy pojawiają się pozytywne stwierdzenia; uczenie się łączy pozytywne informacje przechowywane w sieci pamięci klienta. Kiedy zmiana perspektywy nie pojawia się po kolejnych zestawach bodźców wzrokowych, terapeuta może zadać pytanie, zaproponować wypowiedź do rozważenia lub zasugerować działanie, które ma na celu uzyskanie kolejnej części informacji potrzebnej do kontynuowania pozytywnego doświadczenia uczenia się. Pozyskanie pozytywnych informacji stanowi punkt wyjścia, konieczne jest zatem powrócenie do celu, w którym znajduje się zagrożenie.

**Faza 5** - Instalacja: Faza ta wzmacnia pozytywne połączenia poznawcze. Terapeuta sprawdza, czy pożądane przekonanie zidentyfikowane na początku sesji jest nadal właściwe, czy też pojawiło się lepsze. Nie jest niczym niezwykłym, że nowe poznanie pojawia się, gdy przetwarzanie ujawnia więcej pozytywnych informacji. Klienci mogą trzymać w umysłach negatywne obrazy i otrzymywać nowe wypowiedzi, gdy podążają za wskazówkami terapeuty, aby wykonać ruchy oczu. Po zestawie ruchów gałek ocznych klienci są pytani, czy postrzeganie zmieniło się.

Faza 6 - Skanowanie ciała: W momencie, gdy stres związany z traumatycznym zdarzeniem zostaje złagodzony i ulga jest odczuwana jako prawdziwa, faza ta identyfikuje wszelkie pozostałe doznania fizyczne. Klient jest proszony o zastanowienie się nad pamięcią negatywną, wraz z nowym pozytywnym poznaniem i psychicznym skanowaniem ciała od głowy do stóp w poszukiwaniu wrażeń. Każde doznanie jest następnie przetwarzane w kolejnych zestawach ruchów gałek ocznych, aż do rozproszenia doznania. Ta faza jest zakończona, gdy klient jest pozbawiony jakichkolwiek negatywnych wrażeń.

**Faza 7** - Zamknięcie: Ta faza jest wykorzystywana w celu zapewnienia, że klient znajduje się w stanie równowagi na koniec sesji i jest w stanie utrzymać tę stabilność. Dla tych, którzy mają wyraźny brak pozytywnej wartości siebie, przydatne jest zakończenie każdej sesji pozytywnym, wzmacniającym obrazem, który zawiera w sobie wzmocnienie miłości do siebie, bezpieczeństwa i kontroli. Celem jest, aby w miarę upływu czasu, negatywne wspomnienia były skutecznie przetwarzane.

**Etap 8 - Ponowna** ocena: Aby pamięć negatywna została pomyślnie przetworzona, musi zostać przekształcona w znaczenie i wpływ. Być może trzeba będzie zająć się nową perspektywą, która mogła się pojawić. Celem tej fazy jest określenie sposobu funkcjonowania klienta. Terapeuci powinni być dostosowani do tego, czy klient przetworzył dysfunkcyjne wspomnienia, czy zwiększył pozytywne myśli, i czy pacjent pokonał poprzednie problemy. Można to stwierdzić jedynie na podstawie raportów o postępach w nauce po rzeczywistych doświadczeniach.

W ogóle model, który prowadzi EMDR poglądów negatywnych przekonań i emocji, takich jak strach i niepokój, nie jako przyczyny problemu, ale jako skutek. Przyczyną problemów są konkretne wspomnienia wcześniejszych zdarzeń, które zostały nieodpowiednio zapisane. Z kolei niewłaściwie przechowywane wspomnienia zawierają nieodpowiednie perspektywy, przekonania i emocje. Intencją leczenia EMDR jest uwolnienie klienta od dysfunkcyjnych wspomnień, które zawierają perspektywy napędzające patologie.

EMDR jest tylko jednym z narzędzi w arsenale zabiegów PTSD. Shapiro (2014, s. 75) stwierdza: "Badania nad terapią EMDR wykazały, że przetwarzanie wspomnień o takich doświadczeniach prowadzi do szybkiego łagodzenia negatywnych emocji, przekonań i doznań fizycznych. Raporty wskazały potencjalne zastosowania dla pacjentów z zaburzeniami związanymi ze stresem."

EMDR jest oparty na modelu adaptacyjnego przetwarzania informacji (AIP), który zakłada, że patologia występuje, gdy doświadczenia nie są w stanie połączyć się naturalnie z adaptacją; adaptacyjne uczenie się nie odbywa się, ponieważ wspomnienia są niewłaściwie przechowywane. Główną ideą EMDR jest dostęp do dysfunkcjonalnych doświadczeń i umożliwienie nowym procesom zaakceptowania adaptacyjnej rozdzielczości (s. 71). Według Shapiro, model przyspieszonego przetwarzania informacji jest zgodny z rozumieniem przetwarzania informacji przez Freuda (1919/1955) i Pawłowa (1927). Według perspektywy wczesnych psychologów, takich jak Freud, u ludzi istnieje zazwyczaj równowaga neurologiczna, która pozwala im przetwarzać informacje do "adaptacyjnego rozwiązywania". Ta rezolucja oznacza, że w mózgu powstają odpowiednie połączenia i że połączenia są zintegrowane w pozytywne ramy emocjonalne. To, co jest użyteczne, jest uczone i przechowywane z odpowiednim wpływem i jest dostępne na przyszłość. W istocie, w tej perspektywie, gdy pojawia się coś negatywnego, ludzie myślą o tym, marzą o tym, rozmawiają o tym i po chwili już im to nie przeszkadza. Co więcej, doświadczenie to może być odpowiednio wykorzystane do kierowania przyszłymi działaniami. Ludzie lepiej rozumieją sytuacje z przeszłości i lepiej radzą sobie w podobnych sytuacjach w przyszłości (Shapiro, 2007, s. 30).

Problemy pojawiają się, gdy z powodu ciężkiego urazu psychicznego dochodzi do zaburzenia równowagi w układzie nerwowym. Z powodu tej nierównowagi system nie jest w stanie funkcjonować, a informacje uzyskane w momencie wystąpienia zdarzenia są utrzymywane w stanie zakłóconym. Oryginalny materiał (utrzymywany w stanie stresu) jest nadal wywoływany przez różne bodźce i wyraża się w postaci koszmarów, retrospekcji i innych objawów PTSD. Założenie w EMDR jest takie, że ruchy oczu (lub alternatywne bodźce, takie jak stukanie) aktywują systemy przetwarzania informacji w mózgu. Zakłada się, że w EMDR, gdy terapeuci proszą klientów o przywołanie pamięci o urazie, mogą być one ustanawiające związek między świadomością i części mózgu, w którym informacje są przechowywane. Shapiro (s. 30) wyjaśnia ten proces w następujący sposób: "kiedy prosimy klienta o przywołanie pamięci o urazie, możemy ustalić związek pomiędzy świadomością a miejscem, w którym informacja jest przechowywana w mózgu. Ruchy oczu (lub alternatywne bodźce) aktywują system przetwarzania informacji i przywracają mu równowagę. Z każdym zestawem ruchów oczu przesuwamy niepokojące informacje - w przyspieszonym tempie - wzdłuż odpowiednich ścieżek neurofizjologicznych, aż do ich adaptacyjnego rozwiązania. Na przykład, rozwiązanie może nastąpić, gdy wcześniej odizolowane, niepokojące informacje wejdą w kontakt z aktualnie posiadanymi informacjami adaptacyjnymi (np. "to nie moja wina, że ojciec mnie zgwałcił"). Jednym z głównych założeń EMDR jest to, że uruchomienie przetwarzania urazu w naturalny sposób przesunie go w kierunku adaptacyjnej informacji, której potrzebuje do rozwiązania".

Należy zauważyć, że pojęcie samouzdrowienia psychicznego (omówione w późniejszym rozdziale) jest nieodłącznie związane z modelem przyspieszonego przetwarzania informacji. Model samouzdrawiania proponuje, aby w normalnym przypadku, gdy ciało jest zranione, rozpoczął się proces uzdrawiania. Jeśli coś blokuje proces gojenia, np. przedmiot fizyczny, rana będzie się rozklejać i powodować ból. Jeśli obiekt zostanie usunięty, leczenie zostanie wznowione. Podobny proces zachodzi w odniesieniu do procesów psychicznych w tym sensie, że naturalną tendencją systemu przetwarzania informacji w mózgu jest dążenie do osiągnięcia stanu zdrowia psychicznego. Teoretycznie EMDR prowadzi do "trawienia" lub "metabolizowania" informacji tak, że informacje te mogą być wykorzystywane w sposób zdrowy, wspomagający życie. Ta koncepcja uruchamiania adaptacyjnego mechanizmu przetwarzania informacji ma zasadnicze znaczenie dla przetwarzania EMDR. EMDR ewoluował od początkowego behawioralnego podejścia do znieczulania na lęk do bardziej zintegrowanego paradygmatu przetwarzania informacji, który został opisany powyżej (s. 12).

## IV. Narracyjna terapia narażenia

Narracyjna terapia narażenia (NET) jest podejściem, które okazało się skuteczne w rozwiązywaniu problemów związanych z PTSD. Terapia ta może być również stosowana do leczenia każdej osoby, która doświadczyła urazu. W NET pacjenci są zachęcani do rozmowy o zdarzeniu, którego doświadczyli, aby zacząć odczuwać ulgę. Podczas sesji Narracyjnej terapii ekspozycji, osoba jest najpierw oceniana w celu ustalenia poziomu stresu pourazowego, a następnie jest proszona o rozpoczęcie przedstawiania własnej linii życia, w odniesieniu do szczęśliwych i nieszczęśliwych zdarzeń. Linia życia jest reprezentowana przez linę, a pacjent jest proszony o wykorzystanie kwiatów i kamieni do identyfikacji szczęśliwych zdarzeń z wykorzystaniem kwiatów i nieszczęśliwych zdarzeń z wykorzystaniem kamieni. Po tym przedstawieniu pacjent jest proszony o ustalenie priorytetów zdarzeń, opisanie potencjalnych marzeń i nadziei, jakie może mieć na przyszłość. Terapia Narracyjna Ekspozycji nie jest przeznaczona do prowadzenia przez dłuższy okres czasu, ale składa się z niewielkiej liczby sesji w tygodniu, przez kilka tygodni. Celem NET jest, aby pacjent zrelacjonował wszystkie nieszczęśliwe wydarzenia z przeszłości i skupił się na tym, co najważniejsze. Uważa się, że pacjent przyzwyczaja się do emocjonalnych reakcji na bolesne wspomnienia, które z kolei pomagają złagodzić zaburzenia stresu pourazowego (http://www.mentaltherapy.com/narrative-therapy/narrative-exposure-therapy/).

W Narracyjnej terapii ekspozycji istnieją dwa rodzaje wspomnień, które są związane z określonym urazem. To są kategorie "gorące wspomnienia" i "zimne wspomnienia". Gorące wspomnienia zawierają detale zmysłowe, emocje i fizjologiczne reakcje na uraz. Na przykład, gdybyś czuł zapach benzyny podczas konkretnego bolesnego urazu, przyszły zapach benzyny byłby częścią gorącej pamięci. Zimne wspomnienia obejmują takie fakty, jak miejsce, data, pora dnia i ludzie, którzy byli tam w czasie urazu. Terapeuta pomaga w identyfikacji zimnych wspomnień. Zgodnie z modelem Terapii Narracyjnej Ekspozycji, gdy osoba cierpi na PTSD, gorące wspomnienia są wyzwalane bez żadnego odniesienia do zimnych wspomnień. Robiąc chronologiczną autobiografię, gorące wspomnienia łączą się z "zimnem", faktami w celu kontekstualizacji traumy. Traumatyczne zdarzenie jest rozumiane w bezpiecznym środowisku z perspektywy całego życia, w przeciwieństwie do przeżywania go w chwili obecnej jako reakcji na stres. Długie spojrzenie na swoje życie pozwala na szeroką refleksję nad dobrymi i złymi chwilami w życiu.

W trakcie terapii NET pacjent przechodzi przez swoje pozytywne i negatywne wspomnienia (kwiaty i kamienie), poświęcając czas na ich opisanie. Celem rozmowy o traumatycznych wspomnieniach jest połączenie "gorących" i "zimnych" aspektów traumy. Narracyjna terapia ekspozycji ma być szybką i skuteczną krótkoterminową terapią. Pod koniec terapii, teoretycznie, pacjent godzi się bardziej z przeszłością i ma lepsze spojrzenie na przyszłość (Varathan, 2016).

NET opiera się na zasadach terapii ekspozycji kognitywno-behawioralnej i terapii zeznań. W trakcie terapii ekspozycyjnej pacjent jest proszony o identyfikację i wielokrotne mówienie o swoich najgorszych traumatycznych przeżyciach. Podczas rozmowy pacjent ponownie doświadcza emocji przeżytych podczas traumatycznego wydarzenia. Terapeuci uważają, że to ćwiczenie zmniejszy objawy PTSD. W terapii zeznań pacjent generuje narrację życiową i skupia się na szczegółach traumatycznych zdarzeń, których doświadczył. NET wydaje się porównywać korzystnie z innymi technikami. NET jest szczególnie przydatny, ponieważ wymaga mniej profesjonalnych szkoleń niż inne rodzaje terapii. NET obraca się wokół umiejętności słuchania historii, którą posiada wiele osób w krajach rozwijających się. Klient wykonuje większość pracy, opowiadając w kółko swoją historię, aż przestaje ona budzić niepokój.

W jednym z badań PTSD nękanych przez uchodźców, Gwozdziewycz i Mehl-Madrona (2013) uznali, że NET jest szczególnie przydatna w miejscach, gdzie nie istnieje wystarczająca liczba doradców akademickich. Ograniczony czas potrzebny na leczenie i ograniczone koszty są ważnym produktem ubocznym leczenia NET. Gwozdziewycz i Mehl-Madrona zauważają, że dla osób wysiedlonych cierpiących na PTSD przydatni w leczeniu mogą być lokalnie przeszkoleni doradcy dla uchodźców. Autorzy dochodzą do wniosku, że miejscowi uchodźcy mogą, przy odpowiednich narzędziach, leczyć się sami. Według ich badań, lokalni uchodźcy są bardziej skuteczni w zapewnianiu leczenia niż profesjonaliści z wyższym wykształceniem, ponieważ na spustoszonych przez wojnę obszarach, kuracje NET koncentrują się na zdolności dobrego słuchania historii, którą to zdolność posiada wiele osób w krajach rozwijających się, rozdartych wojną. Klient wykonuje większość pracy, opowiadając w kółko swoją historię, aż przestaje ona budzić niepokój. Gwozdziewycz i Mehl-Madrona twierdzą, że leczenie to jest maksymalizowane poprzez przeniesienie kontroli nad interwencjami z zewnętrznych badaczy na osoby mieszkające w obrębie miejscowej ludności, które doświadczają problemów ze zdrowiem psychicznym. Na podstawie metaanalizy autorzy dochodzą do wniosku, że wykorzystywanie uchodźców jako doradców może mieć bardzo pozytywne skutki. Ustalenie to sugeruje, że NET może być metodą efektywną kosztowo. Korzyści płyną z wykorzystania personelu świeckiego i mogą być logiczną drogą do podjęcia leczenia osób z PTSD w odległych miejscach, gdzie brakuje terapeutów z wykształceniem uniwersyteckim.

NET, pozostaje jednak kontrowersyjny. Wśród krytyków NET znajduje się pogląd, że ludzie wiedzą, jaką historię lubią i mogą wybrać narracje, które pomogą im uciec od rzeczywistości. Inne obawy budzi fakt, że zwolennicy sieci NET są zazwyczaj zbyt surowi w stosunku do większości innych rodzajów terapii oraz że nie ma wystarczających badań klinicznych i empirycznych, aby potwierdzić liczne twierdzenia sieci NET. Niektórzy autorzy twierdzą, że skupienie się terapii narracyjnej na wynikach jakościowych jest niezgodne z większością szanowanych badań empirycznych (Etchison & Kleist, 2000).

## IV. Wnioski

Istnieją różne rodzaje terapii kognitywno-behawioralnych, które mają na celu zwalczanie objawów PTSD. Na ogół obejmują one protokół lub kroki, które są realizowane w celu zmiany ustalonych wzorców myślenia. Według Mayo Clinic, Terapia Poznawczo-Behawioralna (CBT) jest powszechnym rodzajem "terapii mówionej", która pomaga pacjentom uświadomić sobie niedokładne lub negatywne myślenie, aby mogli wyraźniej widzieć trudne sytuacje i reagować na nie w bardziej skuteczny sposób. CBT zazwyczaj obejmuje następujące kroki: 1) identyfikować niepokojące sytuacje lub warunki w życiu, 2) uświadamiać sobie swoje myśli, emocje i przekonania na temat problemów, 3) identyfikować myślenie negatywne lub niedokładne oraz 4) przekształcać myślenie negatywne lub niedokładne.

Bycie świadomym wiąże się z obserwowaniem tego, co się mówi o pewnym doświadczeniu (samo-mówieniu) i przekonaniach o sobie, przekonaniach o innych ludziach i wydarzeniach. Aby zidentyfikować negatywne lub niedokładne myślenie terapeuci mogą poprosić pacjentów o zwrócenie uwagi na fizyczne, emocjonalne i behawioralne reakcje w różnych sytuacjach. Aby przekształcić negatywne lub niedokładne myślenie, terapeuci zachęcają pacjentów do zadawania sobie pytania, czy ich pogląd na daną sytuację opiera się na faktach, czy też na niedokładnym postrzeganiu (https://www.mayoclinic.org/tests-procedures/cognitive-behavioral-therapy/about/pac-20384610).

Dla weteranów ważne jest, aby wiedzieć, że różne zabiegi, takie jak CBT istnieją i że różne rodzaje terapii CBT może rozwiązać ich problemy. Weterani muszą być również przekonani, że leczenie może im pomóc, że nie będzie zbyt natrętne i że przyjmowaniu leczenia nie będzie towarzyszyło niszczycielskie piętno ze strony przyjaciół i społeczeństwa.

Świadomość korzyści płynących z leczenia może być pomocna w skłonieniu większej liczby weteranów cierpiących na PTSD do zaakceptowania i poszukiwania terapii.

**Referencje**

Etchison, M., & Kleist, D.M. (2000). Przegląd Terapii Narracyjnej: Badania i przegląd. *Dziennik rodzinny* 8(1), 61-67.

Feeny, N. C., Zoellner, L. A., & Foa, E. B. (2002). Wyniki leczenia przewlekłych PTSD wśród żeńskie ofiary napadów z pogranicza cech osobowościowych: Wstępny Badanie. *Journal of Personality Disorders*, 16, 30-40.

Foa, E. B., Gillihan, S. J., & Bryant, R. A. (2013). Wyzwania i sukcesy w rozpowszechnianie opartych na dowodach naukowych metod leczenia stresu pourazowego: Lekcje wyciągnięte z terapii długotrwałego narażenia na PTSD. *Nauki psychologiczne w interesie publicznym*. 14(2), 65-111.

Foa, E. B., Hembree, E. A. , & Rothbaum, B. O. (2007). *Terapia długotrwałego narażenia dla PTSD: Emocjonalne przetwarzanie wrażeń traumatycznych*. Nowy Jork: Oxford University Press.

Foa, E. B., & Kozak, M. J. (1985). Treatment of anxiety disorders: Implications for psychopathology. In A. H. Tuma & J. D. Maser (Eds.), *Anxiety and the anxiety disorders* (pp. 421-4542). Hillsdale, NJ: Erlbaum.

Foa, E. B., & Kozak, M. J. (1986). Emotional processing of fear: Exposure to corrective information. *Psychological Bulletin*, 99, 20-35.

Foa, E. B., & Riggs, D. S. (1993). Post-traumatic stress disorder in rape victims. In J. Oldam, M. B. Riba, & A. Tasman (Eds.), *American Psychiatric Press Review of Psychiatry*, Vol 12 (pp. 285-309). Washington, DC: American Psychiatric Press.

Foa, E. B., & Jaycox, L. H. (1999). Cognitive-behavioral theory and treatment of posttraumatic stress disorder. In D. Spiegel, (Ed.), *Efficacy and cost-effectiveness of psychotherapy* (pp. 23-61). Washington, DC: American Psychiatric Press.

Freud, S. (1955). Introduction to psychoanalysis and the war neurosis. In J. Strachey (Ed. & Trans.), *The standard edition of the complete psychological works of Sigmund Freud* (Vol. 17). London: Hogarth Press. (Original work published in 1919).

Galovsky, T. E, Norma, S. B., & Hamblen, J. L. (n.d.). Cognitive processing therapy for PTSD. *PTSD: National Center for PTSD.* Retrieved July 21, 2019 from https://www.ptsd.va.gov/professional/treat/txessentials/.

Gwozdziewycz, N., & Mehl-Madrona, L. (2013, Winter). Meta-analysis of the use of Narrative Exposure Therapy for the effects of trauma among refugee populations. *Permanente Journal*, 17(1), 70-76.

Kazantzis, N., Whittington, C., & Dattilio, F. (2010). Meta-analysis of homework effects in cognitive and behavioral therapy: A replication and extension. *Clinical Psychology: Science and Practice*, 17(2), 144–156.

Pavlov, I. P. (1927). *Conditioned reflexes*. New York: Liveright.

Resick, P.A., Monson, C.M., & Chard, K.M. (2008). *Cognitive processing therapy: Veteran/military version*. Washington, DC: Department of Veterans' Affairs.

Shapiro, F. (2007). EMDR, adaptive information processing, and case conceptualization. *Journal of EMDR Practice and Research*, 1(2), 68-87.

______ . (2014, Winter). The role of eye movement desensitization and reprocessing (EMDR) therapy in medicine: Addressing the psychological and physical symptoms stemming from adverse life experiences. *The Permanante Journal*, 18(1), 71-77.

Varathan, D. (2016, June 29). Narrative exposure Therapy: What's your story? *Cognifit*,

Retrieved July 24, 2019 from https://blog.cognifit.com/whats-story-narrative-exposure-therapy/.

## Chapter 3 Medication Treatments

### I. Antydepresanty

1. Potential Positive Impacts and Barriers to Treatment

Medications are nearly always used in conjunction with psychotherapy for PTSD. Several types of antidepressants are commonly prescribed, the most commonly prescribed class of these are SSRI (selective serotonin reuptake inhibitor) antidepressants. SSRI medications include popular drugs such as Prozac, Zoloft, and Paxil. Evidence also exists regarding the effectiveness of serotonin norepinephrine reuptake inhibitor (SNRI) drugs such as Effexor. Research shows that these drugs tend to decrease anxiety, depression, and panic associated with PTSD. These drugs can also help to reduce aggression, impulsivity, and suicidal thoughts that can occur in people with PTSD.

SSRI and SNRI antidepressants generally takes 6 to 8 weeks to have an effect and many people do not always respond to the first type of antidepressant tried. Patients may need to experiment with other types of antidepressant prior to witnessing results. Relapses are less likely if antidepressants are prescribed for at least a year. Antidepressants are particularly useful in patients who also suffer from depression (Cohen, 2017). By 2019, only the drugs Zoloft and Paxil were approved for use by the Food and Drug Administration (FDA) for treatment of PTSD. From the FDA perspective, all other medications for PTSD were "off label" indicating the drug is not sanction for the particular use. Some drugs may be approved for other uses, however, once the FDA approves a drug, healthcare providers generally may prescribe the drug for an unapproved use when they judge that it is medically appropriate. Research indicates that maximum benefit from SSRI treatment depends upon dosages and duration of treatment. Ensuring adherence to regimens is essential for successful drug treatments.

The Veterans Administration/Department of Defense (VA/DoD) guidelines for PTSD treatment offers weak recommendation for other antidepressants when more highly recommended medications (such as Prozac, Zoloft, Paxil and Effexor) are ineffective, unavailable, or not tolerated. Weaker recommendations for PTSD treatment exist for the drugs Serzone, Tofranil and Nardil. Some of these drugs require careful management as they carry potentially serious side effects. The VA/DoD concludes that most of the time, medications do not entirely eliminate symptoms, but only provide symptom reduction. They note that trauma-focused psychotherapy such as CPT, PE, and EMDR are strongly recommended as the most effective treatments.

The VA/DoD also stress that there are several common barriers to the effectiveness and utilization of medications. These barriers include: 1) fear of possible medication side effects including sexual side effects, 2) psychological stigma that the medication is a "crutch" and that taking it is a weakness, 3) fear of becoming addicted to medications, 4) taking the medication inconsistently, and 5) "self-medicating" with alcohol or drugs along with prescribed medications. The VA/DoD states that these issues need to be addressed in an ongoing dialogue with the prescribing clinician. Side effects need to be examined and discussed since awareness about side effects, dosages, duration of treatment, and adherence can improve outcomes. Enlisting family support is viewed as beneficial in improving adherence to regimens.

Medication targets four symptoms of PTSD. These are: 1) “intrusion” which consists of nightmares, unwanted thoughts of the traumatic events, flashbacks, and reacting to traumatic reminders with emotional distress; 2) “avoidance” manifested by avoiding places, conversations, or other reminders; 3)“negative alterations in cognitions” that include distorted blame of self, negative beliefs about oneself or the world, persistent negative emotions, feeling alienated, and inability to experience positive emotions and 4) "Alterations in arousal and reactivity." Examples of alterations in arousal and reactivity include angry, reckless, or self-destructive behavior, sleep problems, concentration problems, increased startle response, and hypervigilance (Jeffries, n.d.). The strongest empirical evidence available to support the use antidepressants exists for selective serotonin reuptake inhibitors (SSRI). Studies, however, indicate that even for SSRI's only 20 percent to 30 percent of patients using SSRIs achieve complete remission (Berger et al., 2009). SSRI drugs such as Zoloft and Paxil demonstrated well-defined clinical efficacy, however, clinical trials of the efficacy of Prozac were more varied (Alexander, 2012).

Broken down to its most understandable form, people with PTSD appear to have different amounts of chemicals (neurotransmitters) in the brain than people without PTSD. Medications such as SSRIs and SNRIs are believed to treat PTSD by putting these brain chemicals back in balance. Antidepressants, however, are accompanied by various negative side effects.

2. Negative Side Effects of Antidepressants

According to the Harvard Medical School, antidepressants are among the most widely prescribed medications for ailments that encompass depression, anxiety, obsessive-compulsive disorder, eating disorders, and many other psychiatric conditions including PTSD. Since the late 1980s, the world has been enjoying the benefits of the selective serotonin reuptake inhibitors (SSRIs). These benefits, however, are accompanied with risks. Some patients taking SSRIs develop insomnia, skin rashes, headaches, joint and muscle pain, stomach upset, nausea, or diarrhea. These side effects are usually temporary or mild or both. A more serious auxiliary problem is reduced blood clotting capacity. Patients are at slightly increased risk for internal bleeding, especially if they are also taking aspirin or ibuprofen. For many patients, SSRIs diminish sexual interest, desire, performance, and satisfaction. In men, SSRIs can delay ejaculation, and in women, the drugs can delay or prevent orgasm. Lowering the dose of the SSRI antidepressant may reduce these effects, although the patient may lose the drug's benefit. If an SSRI is taken along with others drugs a rare condition may develop that produces racing-heart, sweating, high fever, high blood pressure, and sometimes delirium. Suddenly stopping an SSRI may produce dizziness, loss of coordination, fatigue, tingling, burning, blurred vision, insomnia, and vivid dreams. Less often, there may be nausea or diarrhea, flu-like symptoms, irritability, anxiety, and crying spells.

The risk that antidepressants will incite violent or self-destructive actions is the subject of controversy. In 2004, the U.S. Food and Drug Administration issued a “Black Box” warning on SSRIs. The warning mentions the risk of suicidal thoughts, hostility, and agitation in children, teens and young adults (Harvard Health Publishing, 2019). According to the Internet site, WebMD (https://www.webmd.com/depression/features/coping-with-side-effects-of-depression-treatment#1) antidepressants have side effects such as dry mouth, jitteriness, weird dreams and diarrhea. The negative side effects typically go away after a week or two. Other side effects such as decreased sexual desire may be more long lasting. The most common side effects of SSRI’s include: nausea, weight gain, fatigue, insomnia, blurred vision, constipation, dizziness, anxiety, and irritability. In addition to weight gain, use of antidepressants is also associated with type 2 diabetes and hypertension. The risk of suicide for people taking antidepressants is greatest for children, adolescents and young adults with major depression or other psychiatric disorders. No risk of suicide has been identified in older adults and for people over the age of 65. In fact the risk of suicide may decline with the intake of antidepressants among this cohort.

The National Health Service of the United Kingdom (https://www.nhs.uk/conditions/antidepressants/side-effects/) warns about potentially serious side effects that are linked to SSRIs (selective serotonin reuptake inhibitor antidepressants) and SNRIs (serotonin norepinephrine reuptake inhibitors). They note that aside from the typical side effects described above, serotonin syndrome represents a potentially serious, side effect linked to SSRIs and SNRIs. This side effect can be triggered when someone takes an SSRI or SNRI in combination with another medicine (or substance) that also raises serotonin levels. Symptoms of serotonin syndrome can include: confusion, agitation, muscle twitching, sweating, shivering and diarrhea. Symptoms of severe serotonin syndrome include: seizures, irregular heartbeat and unconsciousness. Elderly people who take antidepressants may experience a severe fall in sodium (salt) levels that can be potentially dangerous. Milder effects of falls in sodium can cause symptoms such as: headache, muscle pain and confusion. More serious problems include possible psychosis and seizures. In the most serious cases people may fall into a coma.

## II. Benzodiazepines

1. Use and Research on Impact of Benzodiazepines

Benzodiazepines (often referred to as tranquilizers) have been around since the 1960s, when they became the sedative of choice and replaced barbiturates, which carried a high risk of overdose and abuse. The U.S. military has relied on benzodiazepines (including drugs such as Valium, Xanax, Ativan, and Klonopin) to help troops manage Post Traumatic Stress Disorder (PTSD). Benzodiazepines became the preferred PTSD drug treatment because of their usefulness in managing anxiety and insomnia. Clinicians assert that benzodiazepines (also termed benzos) can reduce the anxiety, irritability, and insomnia associated with PTSD. According to the U.S. military publication *Stars and Stripes*, physicians at the Department of Veterans Affairs continuing to prescribe benzodiazepine tranquilizers such as Valium and Xanax to veterans diagnosed with post-traumatic stress disorder despite VA guidelines advising against their use for PTSD. Almost a third of veterans being treated for PTSD are prescribed benzodiazepines, a class of sedatives commonly used to treat insomnia, anxiety and seizures (Olson, 2019).

Research indicates that benzodiazepine prescriptions by VA doctors for PTSD patients declined (from 37 percent to 30 percent) between 1999 and 2009, however, remained at a relatively high level of 30 percent through 2012. A variety of reasons are posited for the continued use of benzodiazepines. These include the ease of continuation in treatments. Many mental health providers inherited patients who previously received benzodiazepines in prior years from other clinicians. Clinician must then balance individual patient familiarity with the potential negative side effects.

Vietnam War-era vets began taking benzodiazepines years before guidelines were in place that identified the limited positive impacts and downsides of benzodiazepines. Given the newer research about their limited impacts the use of benzodiazepines (benzos) for treatment of PTSD among veterans must be reconsidered. This is of growing importance given the high numbers of veterans claiming PTSD symptoms. Olson (2019) reports that the VA health-care system experienced a huge increase in the number of veterans being treated for PTSD. PTSD claimants increased three-fold in 10 years to about a half-million patients in 2009. Many of these patients are still being prescribed benzos that research indicates provides only limited, if any, benefits.

Studies do not indicate that benzodiazepines are effective for treating for the core PTSD symptoms of avoidance, hyper-arousal, numbing and dissociation. Research indicates that some of these drugs in fact may impede other effective treatments. Furthermore, research suggests that the long-term harms imposed by benzodiazepine use outweigh any short-term symptomatic benefits in patients with PTSD. For example, a 1990 study that compared the use of a benzodiazepine and a placebo for alleviating PTSD symptoms found that slight reductions of anxiety was offset by withdrawal symptoms after only five weeks of use. The use of benzodiazepines can be especially problematic in PTSD patients who also have substance-abuse disorders or mild traumatic brain injuries. The DOD/VA guidelines caution against their use with patients suffering from combat-related PTSD because more than half of such patients abuse alcohol or drugs (Olson, 2019).

One widely cited meta-analysis of the impact of benzodiazepines on PTSD investigated 18 studies which included more than 5,200 participants who had survived one or more traumas. Trauma victims included those with physical injuries, combat-related trauma, life-threatening medical conditions, disasters, and sexual trauma. The study suggested that benzodiazepines were associated with no improvement in PTSD-related outcomes. Furthermore, the conclusions implied that using benzos in patients with recent trauma increased the risk of developing PTSD. This risk was found to be two to five times higher in groups receiving benzodiazepines than in control groups. The study authors state, "BZDs [benzodiazepines] are ineffective for PTSD treatment and prevention, and risks associated with their use tend to outweigh potential short-term benefits. In addition to adverse effects in general populations, BZDs are associated with specific problems in patients with PTSD: worse overall severity, significantly increased risk of developing PTSD with use after recent trauma, worse psychotherapy outcomes, aggression, depression, and substance use" (Guina, Rossetter, DeRhodes, Nahhas, & Welton, 2015). It is interesting to note that despite the evidence that tranquilizers do not effectively treat PTSD and are specifically not recommended by the Veterans Administration, they are still being prescribed to large numbers of individuals with PTSD like symptoms.

Medical research shows that benzodiazepines act on the central nervous system, produce sedation and muscle relaxation, and lower anxiety levels. Doctors often prescribe a benzodiazepine for the following medical conditions: anxiety, insomnia, alcohol withdrawal, seizure control, muscle relaxation, inducing amnesia for uncomfortable procedures and before an anesthetic. There are definite medical benefits to benzodiazepines, however, their usefulness for PTSD has come into question.

2. Negative Side Effects of Benzodiazepines

According to NCPTSD (the National Center for PTSD, a component of the U.S. Veterans Administration that purports to be world's leading research and educational center of excellence on PTSD) "benzodiazepines do not help with PTSD symptoms and can have serious side effects over time" (PTSD: National Center for PTSD, n. d.). The NCPSD unequivocally states that benzodiazepines only provide short term relief from distressing feelings but can become a problem in the long run. Users can become dependent on the medication and end up feeling that they cannot face stressful situations without it. In short, the drugs become a crutch that patients become dependent upon and patients begin to feel that they cannot live without the drugs. Using benzodiazepines to escape reminders of trauma never truly teaches patients to manage their stress. This in turn makes it harder to recover from PTSD.

A known side effect of taking benzodiazepines for long periods of time is physical dependency. Patients go through "withdrawal" without the medication and cravings can become intense. Efforts to obtain medication to stop the withdrawal symptoms can intrude upon work and family life. Stoppage of drug use can be dangerous if done suddenly, without the help of a health care provider. According to Dr. Ed MacPhee, a psychiatrist for the U.S. Veterans Administration, there are two major problems that accompany use of benzodiazepines: 1) tolerance and 2) withdrawal. When using benzodiazepines multiple times a day for a period of years people develop a tolerance which indicates that users need to take more of the medication to get the same effect. Along with tolerance is the idea that sudden withdrawal can be very dangerous. Taking benzodiazepines multiple times a day for years can also put people at risk for developing dementia. Dr. MacPhee ultimately concludes that benzodiazepines tend to create more problems than they actually resolve. Benzodiazepines are also associated with increased risk of suicide.

Specific problems identified by the National Center for PTSD include the following. Taking benzos along with alcohol, street drugs, strong pain medication (opioids) or other sedatives at the same time can be fatal. Use can create problems such as depression, irritability, and anger. Taking benzodiazepines can lead to poor attention, and confusion; use is linked to dementia and Alzheimer's disease. People taking benzodiazepines can have more car accidents and falls. Benzodiazepines can also worsen the effects of chronic obstructive pulmonary disease (COPD) and sleep apnea. Finally, there are possible risks on newborn children who may be born early, have a low birth weight, or experience symptoms of withdrawal. The National Center for PTSD clearly supports other options for PTSD such as trauma-focused therapy and FDA approved antidepressants (PTSD: National Center for PTSD, n. d.). Veterans Administration/Department of Defense guidelines note that once initiated, benzodiazepines can be very difficult, if not impossible, to discontinue due to significant withdrawal symptoms compounded by the underlying PTSD symptoms (Olson, 2019).

The negative side effects to taking benzodiazepines are fairly well established. Sometimes, people taking benzodiazepines feel drowsy or dizzy. This side effect can be more pronounced with increased doses. More serious side effects can occur with higher dosage levels.

These include: confusion, blurred vision, weakness, slurred speech, lack of coordination, difficulty breathing and in extreme cases benzodiazepine use may induce comas.

## III. Medical Cannabis/Marijuana

### 1. Research on Impact of Medical Cannabis/Marijuana

There currently is a paucity of systematic reviews of the existing literature for the efficacy of medicinal marijuana for many of the conditions for which it is proposed to treat. Yarnell (2015) provides one such review while concluding that the literature to date is suggestive of a potential positive impact of medical marijuana on PTSD symptoms. However, Yarnell also notes that there is a notable lack of large-scale trials of the effect of marijuana, making any final conclusions difficult to confirm. Somewhat troubling, Yarnell observes that there appears to also be a correlation between PTSD and problematic cannabis use.

Many published studies on the link between marijuana use and PTSD suggest a decrease in PTSD symptoms with use of the drug. Analysis reveals that most reports are correlational and observational with a notable lack of randomized, controlled studies. Medical marijuana is unique in that the approval of marijuana as a purported medication is done under state authority, either by ballot or by state legislature approval, without approval of the U.S. Food and Drug Administration (FDA). While the FDA requires multiple rigorous clinical trials evaluating safety and efficacy prior to the approval of a drug, there are no standard requirements for state approval of medical marijuana. By 2019, 33 states legalized medical marijuana and 11 states legalized both recreational and medical use of marijuana. In 2018, Canada legalized marijuana for both recreational and medical use. In the U.S. at the federal level, marijuana is still classified as a Schedule 1 drug with high potential for abuse. In 2019, states that approved recreational use of marijuana include: Alaska, California, Colorado, Illinois, Maine, Massachusetts, Michigan, Nevada, Oregon and Vermont. States with only approved medical use include: Arizona, Arkansas, Connecticut, Delaware, Florida, Hawaii, Louisiana, Maryland, Minnesota, Montana, New Hampshire, New Jersey, New Mexico, New York, North Dakota, Ohio, Oklahoma, Pennsylvania, Rhode Island, Utah, and West Virginia (Rense, 2019). Based on the number of states approving marijuana use it is highly likely that medical marijuana will become a permanent fixture in American society. It is imperative therefore that rigorous analysis of its potential benefits and dangers become better discovered and known.

Existing marijuana studies have mostly focused on the tendency of individuals who suffer from PTSD symptoms to self-medicate with marijuana. Marijuana is often a coping mechanism for individuals with PTSD symptoms. Some researchers suggest that individuals with less ability to withstand emotional distress are more likely to attempt to self-medicate with marijuana. Marijuana is used to combat their traumas. Other research finds that marijuana is not simply a means to forget problems but has significant medicinal uses such as reductions in PTSD symptoms (Greer, Grob & Halberstadt, 2014). Cannabis has been reported to be particularly helpful among persons with flashbacks (Bonn-Miller, Boden, Bucossi, & Babson, 2014). It has been noted that marijuana may help with sleep in the short term but may also interfere with long-term sleep.

The medical explanation for a beneficial effects of marijuana is traced to the effects of chemical compounds secreted by cannabis flowers. Chemical compounds secreted by the flowers have the potential to provide relief to PTSD symptoms including pain, nausea, anxiety, and inflammation. The chemical compounds in marijuana work by imitating compounds human bodies naturally produce. These compounds (endocannabinoids) are activated to maintain internal stability and health. Endocannabinoids mediate communication between cells; when there is a deficiency in the endocannabinoid system physical complications occur. Some research has found that people with PTSD had lower levels of a cannabinoid compound in their body, compared to those who did not show signs of PTSD. This deficiency is corrected with the intake of marijuana. By replenishing missing endocannabinoids with those found in cannabis, researchers contend marijuana pharmaceuticals might bring PTSD patients relief from their memories. The normal body deactivates traumatic memories and allows for forgetting. Endocannabinoid deficits, however, results in impaired fear extinction, aversive memory, and chronic anxiety, all hallmarks of PTSD (Rahn, 2014).

According to the National Institute on Drug Abuse, a branch of the National Institute of Health, the marijuana plant contains the mind-altering chemical THC and other similar compounds. The two main chemical from the marijuana plant that are of medical interest are THC (delta-9-tetrahydrocannabinol) and CBD (cannabidiol). CBD isn't popular for recreational use since it is not intoxicating. CBD based drugs, however, may be useful in reducing pain and inflammation, controlling epileptic seizures, and possibly even treating mental illness and addictions. The FDA approved a CBD-based liquid medication for the treatment of two forms of severe childhood epilepsy.

Scientific study of the chemicals in marijuana has led to two FDA-approved medications that contain cannabinoid chemicals in pill form. The two FDA-approved drugs, dronabinol and nabilone, contain THC. These drugs treat nausea caused by chemotherapy and increase appetite in patients with extreme weight loss caused by AIDS. The United Kingdom, Canada, and several European countries have approved a mouth spray containing THC and CBD to treat muscle control problems caused by Muscular Sclerosis. This spray, however, is not FDA-approved. Researchers, including those funded by the National Institutes of Health (NIH), continue to explore the possible uses of THC, CBD, and other cannabinoids for medical treatment. Recent animal studies have shown that marijuana extracts may help kill certain cancer cells and reduce the size of others (https://www.drugabuse.gov/publications/drugfacts/marijuana-medicine).

The jury still seems to be out regarding the medical benefits of marijuana. There is some indication that marijuana possesses medicinal benefits. Yarnell (2015), however, states, "To date, there is no large-scale, randomized, controlled study investigating efficacy of marijuana and PTSD symptomatology; however, the literature that exists suggests that it may have an effect on decreasing PTSD symptoms ... the lack of standardized, large-scale controlled trials at this time makes any final conclusions on the efficacy uncertain."

2. Negative Side Effects of Medical Marijuana

Several studies have shown an increased chance of cannabis abuse among adults suffering from PTSD (Bonn-Miller, Vujanovic, & Drescher, 2011; Cougle, Bonn-Miller, Vujanovic, Zvolensky, & Hawkins, 2011). Anxiety (including PTSD) and depression have been found to be associated with problematic cannabis use patterns and dependence (Cougle, Bonn-Miller, Vujanovic, Zvolensky, & Hawkins, 2011). Bodin, Babson, Vujanovic, Short, & Bonn-Miller, 2013) suggests that 1) PTSD predisposes individuals to use cannabis to cope with negative feelings, 2) discontinuation of cannabis use paradoxically leads to greater PTSD symptoms, via withdrawal, resulting in 3) heightened craving for cannabis, and 4) greater cannabis use problems as well as relapse to cannabis use.

Increasing rates of cannabis abuse have been documented among military veterans. Unlike FDA-approved medications, medical marijuana is not a specific product with controlled dosages. Medical marijuana bypasses the century-old, scientifically based drug approval procedure and the carefully regulated distribution of medications through licensed pharmacies. The FDA does not evaluate chemicals or plants like marijuana; it evaluates specific standardized products for their safety, efficacy, and purity. Physicians caution against a rush to expand the use of medical marijuana.

Kleber and Dupont (2012) noted that well-funded programs were under way to spread the legalization of "medical marijuana" by means of referenda and state legislation. If such referenda are passed dispensaries are set up to sell marijuana, with restrictions varying from strict control to almost nonexistent restrictions. This process abrogates the role of the Food and Drug Administration (FDA), evidence of efficacy, effect on teenage use, marijuana dependence; and marijuana side effects. There is concern that "medical marijuana" is a stalking horse for legalization of recreational marijuana and represents an effort to limit the role of individual physicians in the care of patients. Kleber and Dupont (2012) assert that unlike FDA-approved medications, medical marijuana is not a specific product with controlled dosages. Furthermore, medical marijuana bypasses the scientifically based drug approval process and the regulated distribution of medications through licensed pharmacies. According to these authors approving medications by ballot initiatives and state legislative actions may set a dangerous precedent for public health. FDA approval can prevent dangerous and ineffective (but often popular) drugs from reaching the market. Replacing a scientifically based process for protecting the public from dangerous drugs with popular referendum is not perceived to be a good idea and can ill serve the public who are not aware of potential dangers of the drugs to their health.

Side effects of marijuana many be understated. Cessation of marijuana use has been shown to produce a physical withdrawal and relapse after treatment. Use can create dependence, traffic accidents, short-term memory deficits, decreased concentration, decreased attention, poor information processing, aggravation of symptoms of schizophrenia, relapse of stable schizophrenia, and earlier onset of schizophrenia in vulnerable males. These side effects are more likely to occur with higher marijuana potency and earlier onset of marijuana use. Medical societies, including American Psychological Association, the American Medical Association, and the American Society of Addiction Medicine, have opposed the medical marijuana movement. The American Society of Addiction Medicine specifically recommended that physicians reject responsibility for providing access to marijuana and cannabis-based medications until such time as they receive marketing approval from the FDA (Kleber & Dupont, 2012).

In effect, research demonstrates that both the body and mind pay a price for long term marijuana use. One deleterious effect of long-term marijuana use is loss of memory. This occurs when marijuana prevents the brain from new learning or creating new memories. Heavy cannabis users are also at risk of developing false memories. One study found heavy marijuana using teenagers performed significantly worse in long-term memory tests compared to other test subjects who had never smoked marijuana. Studies show regular pot smokers are more likely to have persistent coughs and have trouble breathing. The effect of marijuana smoking on respiratory health is similar to that of tobacco smoking. THC has also been found to increase the heart rate by as many as 50 beats per minute, and can last as long as three hours (Vatican, 2019).

## IV. Glukokortykoidy

1. Research on Impact of Glucocorticoids on PTSD

Some clinical investigations have found that patients who experience hyperarousal symptoms of PTSD could benefit from the stress-reducing capacity of glucocorticoids, commonly known as hydrocortisone or cortisone. Glucocorticoids enhance a patient's coping mechanisms by helping them process information in a way that diminishes retrieval of fear-evoking memories. Some studies indicate that cortisol promotes emotional adaptability following a traumatic event; this action diminishes future, inappropriate retrieval of frightening memories. Research among veterans with and without PTSD recorded a decrease in startle response after administration of a single dose of hydrocortisone. Hydrocortisone can inhibit threatening memories as well as improve social functioning. Since hydrocortisone is not FDA approved to treat PTSD, informed consent, physician discretion, and close monitoring are emphasized (Motiwala, 2013).

To date, a great deal of rigorous clinical trials have not tested the effects of glucocorticoids on PTSD. One such study sponsored by the VA Office of Research and Development concluded in 2016. In this study, four male veterans with combat-related PTSD received either four weekly glucocorticoid treatments or placebo administrations paired with a memory reactivation task. Researchers then assessed PTSD and depressive symptoms at baseline and at one, three, and six months. The results indicate that significantly more veterans who received the hydrocortisone steroid lost their diagnosis of PTSD at one-month post-treatment compared to the placebo group. However, researchers did not find difference maintenance at three or six months. The glucocorticoid treatments showed a non-significantly greater reduction of PTSD symptoms than placebo over the course of the study. The findings suggest that this intervention may have potential for treatment of combat-related PTSD but that impacts may not be long lasting (Surís, Holliday, Adinoff, Holder, & North, 2017). Given the weakness of the results and the negative side effects that can result from glucocorticoid treatments caution is necessary.

The body secretes glucocorticoids naturally in response to stress and have numerous positive effects that are essential for life. Glucocorticoid drugs are synthetic versions of these secreted hormones. Glucocorticoids are a kind of a steroid; commonly used steroids include drugs such as cortisone, prednisone, triamcinolone and budesonide.

Memory-modulating properties of glucocorticoids have generated considerable interest in terms of their ability to treat PTSD. Various clinical trials have provided evidence that glucocorticoid-based drugs aimed at diminishing aversive memories might be helpful in PTSD treatment. Some researchers recommend a strategy of combining exposure-based psychotherapy with timed glucocorticoid as a promising approach to treat fear-related disorders such as PTSD. Studies indicates that the administration of glucocorticoids can successfully inhibit the retrieval of aversive memory. This inhibition in turn acts to reduce symptoms in patients with PTSD and phobias. In clinical studies, de Quervain & Margraf (2008) found evidence to support the hypothesis that increasing the level of glucocorticoids reduced PTSD symptoms without causing adverse side effects. These researchers found that by inhibiting memory retrieval, glucocorticoids weaken traumatic memories, and reduce symptoms of PTSD. Based on their clinical studies they concluded that because of their ability to reduce the retrieval of aversive memories, glucocorticoids might be suited for the treatment of PTSD.

Other studies indicate that glucocorticoid secretion enhances a patient's coping mechanisms by helping them process information in a way that diminishes retrieval of fear-evoking memories (Blundell, Blaiss, Lagace, Eisch, & Powell, 2011; Putman & Roelofs, 2011). These studies conclude that glucocorticoid (cortisol) a "stress hormone" promotes emotional adaptability that follows a traumatic event. Since secretion of the "stress hormone" diminishes future retrieval of frightening memories, decreased levels of circulating glucocorticoid promotes the recall of frightening events. Research among veterans with PTSD found that a decrease in their symptoms occurred after increasing the level of glucocorticoid. Results indicate that the glucocorticoid hydrocortisone can inhibit threatening memories and improve social function (Putman & Roelofs, 2011).

Findings regarding the effects of cortisol, however, are somewhat mixed. A literature review of research related to pharmacological prevention of PTSD concludes that although findings regarding the effects of glucocorticoids (such as cortisol) are uneven, several studies analyzing cortisol administration to prevent PTSD have found some promising results (Searcy, Bobadilla, Gordon, Jacques & Elliott, 2012). In one study, researchers examined whether corticosterone injections could decrease PTSD-like behaviors in rats. One group, (high startle rats compared to control and minimal startle rats) received corticosterone injections before a stressful event. After the injection, stress responses in the high startle rats were significantly reduced compared to the rats in the other groups. Authors of the study concluded that corticosterone could moderate fear response, and perhaps prevent PTSD.

In a study of humans, researchers tested the effects of cortisol in the prevention of PTSD. In the study of 20 patients admitted to the intensive care unit with a diagnosis of septic shock, eleven received placebo and nine received doses of hydrocortisone. At the 31-month post-treatment interval, only one of the treatment group patients met a diagnosis of PTSD, whereas seven of the patients in the placebo group developed PTSD. The authors of the study concluded that these findings demonstrated that cortisol supplementation in humans could bring about a significant decrease in the number of patients later diagnosed with PTSD. These findings were later replicated with post-cardiac surgery patients where it was found six months after cardiac surgery, patients who received hydrocortisone had lower chronic stress scores that patients who did not receive the drug (Searcy, Bobadilla, Gordon, Jacques, & Elliott, 2012). Physicians must take into consideration the negative side effects of steroid type drugs when contemplating treatment options.

2. Negative Side Effects

Side effects of glucocorticoids/steroids depends on the specific drug and the dosage. If taken infrequently there may not be any side effects. Common problems, however, include weight gain, hunger, swelling, mood swings, blurred vision, feeling nervous, trouble sleeping, muscle weakness, acne and stomach irritation. Using glucocorticoids for a long period can lead to health problems such as osteoporosis, high blood pressure and diabetes.

Some researchers and users view glucocorticoids or steroids as a wonder drug. This perception may be illusory. The effects of steroids can be very damaging and therefore physicians should not presecribe the drugs for long-term use. Common negative externalities of glucocorticoids include increases in blood sugar level, which can trigger temporary and possibly long-term diabetes. In addition, glucocorticoids can suppress the body's ability to absorb calcium, which can lead to osteoporosis, increase in cholesterol and triglyceride levels, increases in the risk of ulcers and gastritis, delays in wound healing, and suppression of the immune system that makes one more prone to infections (https://www.healthline.com/health/glucocorticoids).

According to the Mayo Clinic, it is possible to mitigate the risks of side effects attributed to steroids. They recommend the following course of action in order to ameliorate risk. First, use lower doses or intermittent dosing. Patients can inquire about using low-dose, short-term medications or taking oral corticosteroids every other day instead of daily. Second, patients can switch to non-oral forms of corticosteroids. Third, patients can make healthy choices during therapy such as eating a healthy diet and participating in activities that help to maintain a healthy weight and strong bones and muscles. Fourth, patients can consider taking calcium and vitamin D supplements. Fifth, patients may reduce their dosage gradually. Reducing dosage too quickly patients may cause patients to experience fatigue, body aches and lightheadedness. Sixth, patients should get regular checkups (https://www.mayoclinic.org/steroids/art-20045692).

There are various means to reduce the potential damage of steroids. These include the following (Fields, 2017).

- Physical Stress – corticosteroid use may decrease the body's ability to respond to physical stress because the adrenal glands may not react, as they should normally. This effect can last as long as a year after steroid discontinuation. If corticosteroid/steroid users have surgery, develop a new serious illness, or experience serious trauma the body may not be able to respond to the physical stress. Blood pressure could drop, and other physical effects can occur. To avoid this adrenal insufficiency side effect corticosteroid users should take stress dose steroids and may need a higher dose of steroid at times of major surgery.
- Steroid Withdrawal – Symptoms include fatigue, joint pain, muscle stiffness, muscle tenderness, or fever. To avoid this side effect corticosteroid use should never be withdrawn suddenly.
- Infection - Long-term steroids can suppress the protective role of the immune system and increase the risk of infection. Having a yearly flu shot can mitigate the threat of infections.

- Gastrointestinal Ulcers or Bleeding – Steroid use may increase the risk of developing ulcers or gastrointestinal bleeding, especially used along with over the counter drugs such as ibuprofen or aspirin.
- Osteoporosis - Thinning of the bones, with an increase in fracture risk, can occur with steroid therapy. Patients can reduce the danger of osteoporosis by taking calcium supplements and milk products, such as cheese or yogurt. It is essential to take calcium throughout therapy, since one can lose 10-20 percent of bone mass within the first six months of corticosteroid use. Taking a multivitamin can help because it aids in the absorption of calcium. Weight-bearing exercises, such as walking, running, and dancing, are helpful in stabilizing bone mass.
- Weight gain – One side effect of steroid use is increase in appetite, leading to weight gain, and in particular extra deposits of fat in the abdomen. Patients can control weight gain by watching their intake of calories, and regular exercise. Stomach size should return to its normal in six months to a year after discontinuing use of steroids.
- Insomnia - Corticosteroids may impairs the ability to fall asleep, especially when taken in the evening. Patients may ask their physician if they can take their entire daily dose in the morning. Relaxation exercises may help to eliminate the day's tensions.
- Mood Changes – Steroid use can affect moods. Some people can feel depressed, some extremely "up" and others go up and down for no apparent reason. Patients also may feel irritable or anxious. This side effect of corticosteroids may require a decrease in dosage.
- Fluid Retention and Elevated Blood Pressure - Because cortisone is involved in regulating the body's balance of water, sodium, and other electrolytes, using these drugs

can promote fluid retention and sometimes cause or worsen high blood pressure. A low sodium diet can help reduce fluid accumulation and control blood pressure.

- Elevated Blood Sugar - Cortisone is involved in maintaining normal levels of sugar in the blood; long-term use of cortisone may lead to elevated blood sugar or diabetes. To mitigate this side effect consult a physician regularly for blood sugar levels.
- Eye Problems - Steroids can sometimes cause cataracts or glaucoma or worsen these conditions if they are already present. Patients should arrange for ophthalmology evaluation while on steroids.
- Atherosclerosis (Hardening of the Arteries) - Steroids may increase the development of atherosclerosis, which could increase the risk of heart disease. This risk is more significant if steroid treatments are taken for more than a year, and if taken in high dose. To mitigate this danger, follow a low-cholesterol and low-fat diet, exercise regularly exercise, and reduce stress in one's life.
- Aseptic Necrosis – Steroid use can sometimes lead the "death" of parts of bone; this can occur in a number of bones, but the bone at the hip joint is the most susceptible. Patients should report hip or groin pain to a doctor immediately.

It is important to balance the need for glucocorticoid therapy against the side effects. If a doctor prescribes glucocorticoid treatment, it is important to tell the doctor about any side effects and to take the drugs exactly as directed (https://www.healthline.com/health/glucocorticoids).

**V. Wnioski**

Physicians often prescribe medications for an array of illnesses such as PTSD. It is important to note that to date only the selective serotonin reuptake inhibitor (SSRI) medications sertraline (Zoloft), and paroxetine (Paxil) are approved by the Food and Drug Administration (FDA) for PTSD treatment. Nevertheless, physicians prescribe other drugs such as tranquilizers/benzodiazepines despite VA guidelines specifically advising against the use of these drugs for treating PTSD. Various states approve marijuana for various ailments including PTSD. Some physicians, however, caution against medical marijuana because clinical trials of efficacy and safety are lacking. They note that states approve of medical marijuana through political referendum or legislation rather than through evaluation of clinical trials.

According to the U.S. Veterans Administration, trauma-focused psychotherapies (talk therapy) remain the most highly recommended type of treatment for PTSD. These therapies, however, can be time consuming and expensive. Pill dispensing and increased used of medications are a relatively easy strategy to address seemingly intractable problems such as the symptoms of PTSD. In addition to questionable efficacy of many drugs, negative side effects of these drugs can impair the long-term health of patients. Medication and over-medication also runs the risk of creating long-term dependency in patients and chemically addressing symptoms rather than the fundamental causes of disorders.

**Referencje**

Alexander, W. (2012, January). Pharmacotherapy for post-traumatic stress disorder in combat veterans focus on antidepressants and atypical antipsychotic agents. *Pharmacy & Therapeutics*, 37(1), 32-38.

Berger W, Mendlowicz M.V., Marques-Portella C., Kinrys, G., Fontenell, L., Marmar,C. R., & Figueira, I. (2009). Pharmacologic alternatives to antidepressants in posttraumatic stress disorder. *Progress in Neuro-Psychopharmacology & Biological Psychiatry*, 33, 169–180.

Blundell , J., Blaiss, C. A., Lagace, D. C., Eisch, A. J., & Powell, C. M. (2011). Block of glucocorticoid synthesis during re-activation inhibits extinction of an established fear memory. *Neurobiology of Learning and Memory*, 95(4), 453-60.

Boden, M. T., Babson, K. A., Vujanovic, A. A., Short, N. A., & Bonn-Miller, M.O., (2013). Posttraumatic stress disorder and cannabis use characteristics among military veterans with cannabis dependence. *American Journal on Addictions*, 22(3), 277–284.

Bonn-Miller, M.O., Boden, M.T., Bucossi, M.M., & Babson, K. A. (2014, Jan.). Self-reported cannabis use characteristics, patterns and helpfulness among medical cannabis users. *American Journal of Drug and Alcohol Abuse*, 40(1), 23-30.

Bonn-Miller, M. O., Vujanovic, A. A., & Drescher, K. D. (2011). Cannabis use among military veterans after residential treatment for posttraumatic stress disorder. *Psychology of Addictive Behaviors*, 25(3), 485–491

Cohen, H. (2017, November 9). Posttraumatic Stress Disorder (PTSD) Treatment. *PsychCentral*. Retrieved July 25, 2019 from https://psychcentral.com/ptsd/posttraumatic-stress-disorder-ptsd-treatment/.

Cougle, J. R., Bonn-Miller, M.O., Vujanovic, A. A., Zvolensky, M. J., & Hawkins K.A. (2011). Posttraumatic stress disorder and cannabis use in a nationally representative sample.

*Psychology of Addictive Behaviors*, 25(3), 554–558.

de Quervain, D., & Margraf, J. (2008). Glucocorticoids for the treatment of post-traumatic stress disorder and phobias: A novel therapeutic approach. *European Journal of Pharmacology*, 583(2-3), 365-371.

Fields, T. R. (2017). Steroid Side Effects: How to Reduce Corticosteroid Side Effects. *HSS,* Retrieved August 7, 2019 from https://www.hss.edu/conditions_steroid-side-effects-how-to-reduce-corticosteroid-side-effects.asp.

Greer, G. R., Grob, C. S., & Halberstadt, A. L. (2014, Jan-Mar). PTSD symptom reports of patients evaluated for the New Mexico Medical Cannabis Program. *Journal of Psychoactive Drugs*, 46(1), 73-77.

Guina, J., Rossetter S.R., DeRhodes, B. J., Nahhas, R. W., & Welton R. S. (2015, July). Benzodiazepines for PTSD: A systematic review and meta-analysis. *Journal of Psychiatric Practice*, 21(4), 281-303.

Harvard Health Pubishing. (2019, March 19). What are the real risks of antidepressants? Retrieved July 27, 2019 from https://www.health.harvard.edu/mind-and-mood/what-are-the-real-risks-of-antidepressants.

Jeffries, M. (n.d.). Clinician's Guide to Medications for PTSD. U.S. Department of Veteran Affairs, Retrieved July 27, 2019 from https://www.ptsd.va.gov/professional/treat/txessentials/clinician_guide_meds.asp.

Kleber, H., & DuPont, R. (2012). Physicians and medical marijuana. *American Journal of Psychiatry*. Retrieved August 2, 2019 from https://ajp.psychiatryonline.org/doi/full/10.1176/appi.ajp.2012.12030373.

Motiwala, F. (2013). Do glucocorticoids hold promise as a treatment for PTSD? *Current Psychiatry*, 12(9), 59-60.

Olson, W. (2019). Sedatives used for PTSD treatment despite warnings. *Stars and Stripes*, Retrieved July 28, 2019 from https://www.military.com/daily-news/2013/04/08/sedatives-used-for-ptsd-treatment-despite-warnings.html.

PTSD: National Center for PTSD. (n. d.). Retrieved July 28, 2019 from https://www.ptsd.va.gov/understand_tx/benzos_ptsd.asp.

Putman P., & Roelofs, K. (2011). Effects of single cortisol administrations on human affect reviewed: coping with stress through adaptive regulation of automatic cognitive processing. *Psychoneuroendocrinology*, 36(4), 439-48.

Rahn, B. (2014, April 30). Cannabis and Post-Traumatic Stress Disorder (PTSD). Retrieved August 2, 2019 from https://www.leafly.com/news/health/cannabis-and-post-traumatic-stress-disorder-ptsd.

Rense, S. (2019, June 27). Here are all the states that have legalized weed in the U.S. *Esquire*, Retrieved July 28, 2019 from https://www.esquire.com/lifestyle/a21719186/all-states-that-legalized-weed-in-us/.

Searcy, C. P., Bobadilla, L., Gordon, W. A., Jacques, S., & Elliott, L. (2012). Pharmacological prevention of combat-related PTSD: A literature review. *Military Medicine*, 177(6), 649-654.

Surís, A., Holliday, R., Adinoff, B., Holder, N., & North C. S. (2017). Facilitating fear-based memory extinction with dexamethasone: A randomized controlled trial in male veterans with combat-related PTSD. *Psychiatry*, 80(4), 399-410.

Vatican, J. (2019, April 8). Cannabis dangers: Long-term effects of marijuana on brain and body. *Medical Daily*, Retrieved August 2, 2019 from https://www.medicaldaily.com/cannabis-dangers-long-term-effects-marijuana-brain-and-body-432175.

Yarnell, S. (2015). The use of medicinal marijuana for posttraumatic stress disorder: A review of the current literature. *The Primary Care Companion for CNS Disorders*, 17(3), on-line publication, doi: 10.4088/PCC.15r01786.

# Rozdział 4 Inne zabiegi

## I. Ćwiczenie

### 1. Research on Impact of Exercise

Various studies indicate that physical exercise may be a useful adjunct to other treatments in improving the health of people with PTSD. A relative paucity of data, however, exists in regard to the link between exercise and PTSD. One meta-analysis concludes that despite the relative scarcity of investigations, there is reason to be optimistic about including physical activity (PA) as a useful intervention for people with PTSD (Rosenbaum et al., 2015). The association between aerobic exercise and PTSD in particular is of particular interest in the literature.

Hegberg, Hayes & Hayes (2019) found evidence that aerobic exercise interventions alone or as an adjunct to standard treatment may positively impact PTSD symptoms. These authors note that barriers such as stigma, motivation, cost, and access to care often accompany the typical treatments. In contrast, exercise represents an intervention that is broadly accessible, low-cost, and can avoid the negative connotations associated with traditional mental health treatment approaches. They conclude that given the psychiatric, cognitive, and general health issues associated with PTSD, it is important to consider the case for physical exercise in treatment of PTSD.

The idea that physical activity is a viable treatment option for treating PTSD has been gaining momentum in recent years (Caddick & Smith, 2017; Whitworth & Ciccolo, 2016). A number of empirical studies have identified links between vigorous-intensity exercise and a reduction in PTSD symptoms. For example, Whitworth, Craft, Dunsiger, & Ciccolo (2017) assessed 182 community-recruited adults with PTSD at various periods. They report that those who engaged in vigorous-intensity exercise (strenuous running or cycling) had fewer avoidance/numbing and hyper-arousal symptoms at follow-up periods. Similarly, Harte, Vujanovic & Potter (2015) found in a cross-sectional analysis of trauma-exposed adults that vigorous exercise (but not light- or moderate exercise) had a significant positive effect on PTSD symptoms. Another study concludes that participants who completed a ten-week aerobic exercise program had significant reductions in PTSD symptomatology (Manga & Motta, 2005). In a follow up study Newman & Motta (2007) found that compared to the baseline institutionalized female adolescents who met the criteria for PTSD and engaged in an 8 week aerobic exercise program reported reduced PTSD symptomatology after the introduction of the program. Other research indicates that the effects of exercise seemed to contribute to an improved sense of well-being manifested in enjoying life more, having less depressive moods, being more active and being motivated for living. Exercise allowed for a respite from PTSD symptoms, more presence, and more self-awareness (Ley, Rato, & Koch, 2017).

Finding a "cure" for PTSD remains a challenge. Exercise represents one option for improving symptomology but is used in conjunction with other treatments. Evidence exists that exercise can be a valuable component of a comprehensive PTSD treatment plan (Tsatsoulis & Fountoulakis, 2006) and that exercise can elevate mood, reduce anxiety and act as an overall stress-buffer. Cohen and Shamus (2009) concluded based on a review of the relevant literature that physical activity improves self-esteem, and self-acceptance, and reduce levels of reported depression, including Posttraumatic Stress Disorder. Many claim aerobic exercise is the best form of physical activity for improving psychological adjustment and well-being as long as individuals tailor the exercise for their needs. Cohen and Shamus (2009), however, caution that some studies do not show a statistically significant association between exercise and increases in positive mental health.

In general, various studies indicate that exercise has a positive impact on anxiety and stress related illnesses such as PTSD. Kim, Kravitz, & Schneider (n. d.) state, "Exercise can play an important role in helping clients with PTSD to recover and regain confidence. It also has the added benefit of addressing many of the mental and physical health problems commonly associated with chronic PTSD, including cardiovascular disease and depression. While there may be some challenges to beginning an exercise program for those suffering from PTSD, exercise professionals are in a unique position to provide the motivation and tools that will promote favorable change and improve their quality of life."

2. Explanations for Positive Impact of Exercise on PTSD Symptoms

The precise mechanisms by which the beneficial effects of exercise may influence PTSD remain unknown. There are multiple explanation of why aerobic exercise may act to reduce the negative effects of PTSD. Hegeberg, et al., (2019) provide some insight for the positive effects of exercise on PTSD symptoms. Potential mechanisms by which aerobic exercise could exert a positive impact in PTSD include exposure and desensitization to internal arousal cues, enhanced cognitive function, changes in the brain's ability to reorganize itself, normalization of hypothalamic pituitary axis (HPA) function, and reductions in inflammatory markers. Other research suggests that vigorous activity reduces an individuals' response to external cues triggered in non-exercising contexts (Harte, Vujanovic, & Potter, 2015). One case study indicates that an individual with PTSD who participated in a 3 month exercise program became more aware that the bodily sensations, like pain or fast heartbeat, were not catastrophic or related to a traumatic event. Hegeberg, et al., (2019) speculate that aerobic exercise may alleviate PTSD-related cognitive impairment and the maintenance of PTSD symptoms since cardiorespiratory fitness and aerobic exercise positively affect mental functioning and memory. These are the same cognitive functions negatively impacted by PTSD.

Some research suggests that exercise-induced brain changes mitigate the effect of PTSD. Increases in physical activity resulting from exercise were associated with structural changes in the brain such as increases in gray matter volume. Functional brain alterations were also associated with aerobic fitness and aerobic exercise (Hayes, Hayes, Cadden, & Verfaellie, 2013; Smith, et al., 2013). Research also suggest that aerobic exercise exert positive effects on part of the brain (the hypothalamic pituitary axis) which may promote normalization and reduction in PTSD symptoms. Findings from studies suggest that moderate and vigorous intensity (but not low-intensity) exercise produce increased levels of cortisol which might target the low cortisol levels identified in PTSD patients (Hill et al., 2008).

## II. Self Help

### 1. Theoretical Explanation for Self-Help

The therapeutic potentialities of self-help are both significant and inadequately explored in the existing literature. Herman (1992, p. 51) notes that traumatic events call into question basic human relationships. These events breach the attachments of family, friendship, love, and community. They shatter the image of oneself that is formed in relation to others. Trauma therefore can cast the victim “into a state of existential crisis.” According to Horowitz (1986) traumatic life events are those that cannot be assimilated with the victims’ inner schemata of self in relation to the world. These events destroy the victims’ fundamental assumptions about the safety of the world, the value of self, and the meaningful order of creation. Herman (p. 52) declare that traumatized people feel abandoned, alone, cast out of the human and divine systems of care and protection that sustains life. After the trauma, a sense of alienation and disconnection pervades every relationship between the trauma victim and others.

Research indicates that the violation of human connections is highest among survivors who have been active participants in violent death or atrocity. These people are highly susceptible to developing PTSD. The trauma associated with PTSD increases when violent death cannot be rationalized in terms of a higher value. Soldiers during the Vietnam War became demoralized when they recognized that victory in battle was impossible and the standard of success became the killing itself, as exemplified in body count. Herman states, "under these circumstances, it was not merely the exposure to death but rather the participation in meaningless acts of malicious destruction that rendered men most vulnerable to psychological damage" (p. 54). One study of Vietnam Veterans notes that men who acknowledged participating in atrocities had posttraumatic stress disorder more than a decade after the end of the war (Breslau & Davis, 1987).

In her discussion of recovery from trauma, Psychiatry Professor Judith Herman (1992, p.133) asserts that trauma victims must be the author and arbiter of their own recovery; in other words they must engage in self-help. Since trauma is disempowering, recovery from trauma must empower and create new connections. Recovery takes place in the context of those new relationships. Others may offer advice and assistance, however, the fundamental principle of self-empowerment is one must help oneself. Herman concludes that no intervention that takes power away from trauma survivors can lead to recovery. She recognizes that caregivers that are schooled in the medical model of treatment may have difficulty accepting this perspective of trauma based therapy.

The theory of restoring health by restoring control is well developed in the literature. Kardiner and Spiegel (1947) perceive the role of a therapist as simply aiding patients; the goal of the therapist is to help patients complete the task of helping themselves to achieve renewed self-control. Harvard Medical School professor of psychiatry and director of the Harvard Program in Refugee Trauma at Massachusetts General Hospital, Richard Mollica (2006, p. 94) claims that the force of self-healing is significant and one of the human organism's natural responses to illness and injury. He compares the process of self-repair in physical wounds (where at the moment of injury blood vessels contract to stanch bleeding and white blood cells migrate into the wound) with the healing of emotional wounds inflicted on mind and spirit by severe violence. Mollica observes that the mind and body are linked at the molecular level. This linkage affects thoughts and social behaviors.

Studies indicate that there is evidence of self-healing in individuals following all forms of violence. The human brain is prepared under normal circumstances to respond to any threat to survival. This includes a stress response in which a sudden release of hormones is activated to mobilize the body's energy, increasing arousal, attention, memory and learning. In certain instances, traumatic events may create memories in the brain that keep on replaying and are difficult to extinguish. These memories are associated with flashbacks and other symptoms of PTSD.

According to Mollica (p. 92), self-healing occurs when the mind is able to construct new meaning out of violent situations that continue to replay in the brain. The construction of the new meaning helps the traumatized person cope with their emotions of humiliation, anger and despair. When violence strikes, a person's world view or concept of life can be shattered. In some cases of violence, the effect of shattering of the world view is minor and temporary. In other cases, however, everything the person believed in is destroyed. Psychological self-healing can then be activated that leads to either a restoration of the old views or the creation of a new view. Mollica (p. 98) states, "At the core of the psychological dimension of self-healing is the will to survive and recover. The individual makes a decision to do whatever needs to be done, not to 'cave in' to the violent acts."

Patients must be willing to be healed and must work with others in order to heal. Herman (1992, p. 155) observes that recovery unfolds in three stages. The first stage is the establishment of safety. The central task of the second stage is remembrance and mourning while the central task of the third stage is reconnection with ordinary life. In a successful recovery it should be possible to recognize a shift from feelings of danger to feelings of safety, from dissociated trauma to acknowledged memory, and from stigmatized isolation to restored social connection. In the first stage, social alienation is addressed through strategies that can include: mobilizing family lovers and friends and introducing trauma victims to voluntary self-help organizations (p. 160).

In the second stage of recovery, trauma victims tell the story of the trauma. This transforms the traumatic memory so that it can be integrated into the survivor's life story. The trauma victim must choose to confront their horrors of the past. A therapists plays the role of witness and ally. Story telling paves the way for a reconciliation with repressed material and at the same time, story-telling facilitates tolerance for one's illness (Freud, [1914], 1958).

The need for safety must be balanced against the need to preserve the past. Patients must work with therapists to find a path between avoidance and damage. Avoiding trauma inhibits recovery; approaching trauma too precipitously leads to reliving of past trauma (Herman, 1992, p. 176). At each point of a narrative, patients should reconstruct not only what happened but also how they felt. Descriptions of emotional states should be highly detailed. After many repetitions of the trauma story, the time comes when its recounting no longer arouses intense feelings. The memories begin to fade and patients reclaim their feelings for engaging in life. At this time, the traumatic experience recedes into the past and patients can face the task of rebuilding their lives (p. 195).

In the final stage of recovery patients face the difficult task of creating a future. People must develop a new self. Old relationships are forever changed and new relationships must be forged. At this stage of recovery, trauma victims may feel that they are refugees entering a new land. At this third stage of recovery, victims recover aspirations from the time before the trauma. They can establish an agenda, become empowered and reconnect with others. Trauma victims help themselves to realize their dreams and aspirations. In the third stage victims of trauma begin to connect with their illness and are ready to incorporate the lessons of their traumatic experience into their lives. Herman (1992, p. 202) asserts that the emblem of the third and final stage of recovery is knowledge of oneself. The trauma victim no longer feels possessed by the traumatic past but feel in possession of his or her own life. This permits reconnecting with others.

A dimension of this stage of recovery is the desire to engage in the wider word. Such engagement often entails political or religious characteristics and the discovery that they can transform the meaning of their personal tragedy by making the trauma the basis for social action. By making a gift to others, victims of trauma attempt to transcend their shock. Social actions allows trauma victims to help themselves by giving them a sense of control over their lives and a purpose. Social action can take different forms from concrete engagement with others to abstract intellectual pursuits. Herman states, "Survivors may focus their energies on helping others who have been similarly victimized, on educational, legal or political effort to prevent others from being victimized in the future, or on attempts to bring offenders to justice. … Survivors undertake to speak about the unspeakable in public in the belief that it will help others. In so doing they feel connected to a power larger than themselves" (p. 208).

2. Aids to Assist in Self-Healing

Self-healing does not exist in a vacuum but there are various connections between individuals and the outside society that assist in self-healing. Individuals can take advantage of various avenues of life to move themselves to a state of greater psychological health. Religion is one such venue that can assist in self-healing. Mollica (p. 99) recounts the story of a former soldier in the Vietnamese army who had been a prisoner of war under the Vietnamese Communist government for more than ten years. He was "reeducated" by the Communist regime and claims the goal of his teachers was to spoil his life. His only contact with others is at his Catholic church. He prayed every day and attended mass twice a week. All his honor and dignity were lost until he recovered by going to church. His faith in God sustained him since he balanced his depression with a belief in his own sacredness. Mollica (p. 100) states, "While many doctors would view the depressive symptoms of this man as urgently in need of psychiatric care, he is surviving through his own agency by prayer. In this form of self-healing, he actively and aggressively keeps himself alive, by shifting his identity from a 'spoiled' human being to someone worthy of existence in the eyes of God."

Self-healing also involves a social dimension. People can choose all types of social activities in order to repair the damage of their trauma. Social acts such as altruism, work, and spirituality enhance neurobiological processes that promote good health. Ancient physicians were aware of natural healing power and knew their role was not to infuse patients with drugs but to work with the natural healing forces that begin after an injury or illness. These physicians developed way to strengthen natural forces in order to cure physical and mental distress. Ancient doctors remained close to patients and had incentives to produce good result since that would enhance their reputations. Mollica (p. 103) states that he eventually discovered the natural processes of self-healing based on his more than two decades of work with Cambodian survivors of mass violence and torture. He recognized that the traumatized individual must first recognize his or her role in recovery. As in ancient medicine, in contemporary times the patient must lay the groundwork for healing.

Altruism, work, and spirituality have been scientifically demonstrated to have a restorative impact on traumatized persons. They function to reduce the negative consequence of an overactive stress response and shift the survivor from isolation to engagement. By helping others in a non-selfish manner, altruism helps survivors engage in self-healing. Through altruistic behavior trauma victims find their pain and joy in others, and others find their pain and joy in the trauma victim.

Work can be the single most important goal of traumatized people. Work is a means of survival, keeping people alive from day to day; it is a psychological life raft, assuring trauma victims that they are not completely helpless. Work that helps to heal refers not just to work as traditional employment but to any activity that enhances the material well-being of a person, family or community. Work provides structure, a cast of friends, and an overall sense of purpose and value. Through work trauma survivors learn new skills and begin to repair their lives.

Religion can also play a role in recovery. The therapeutic power of spirituality, however, is a sensitive topic for psychiatrists. Psychiatric attitudes toward the healing power of spirituality leans toward the side of skepticism. Some biological and clinical experience nevertheless confirms that the effects of negative life experiences can be brought under control by practices such as prayer meditation, and religious rituals (pp. 165-184).

Social reintegration that can lead to healing can take various forms. Some veteran trauma survivors find purpose in political activism. Organizations were formed after Operation Iraqi Freedom (OIF) and Operation Enduring Freedom (OEF) to lobbying for healthcare and recognition of post-combat problems. Organizations attempt to make certain that the local communities are aware of the need to recognize veterans. Art is another outlet. Revealing problems through theater, poetry, art, photography and film can be therapeutic. Websites where veterans write about their enduring difficulties after coming home have become popular. The *New York Times* sponsors websites where soldier-authors can share their stories. Veterans and their families find solace in meeting to talk about experiences such as their feelings about being redeployed after they are suffering from PTSD (Bouvard, 2012, p. 195).

Various barriers confront self-healing. The medical profession itself represents one such barrier. Doctors are taught to listen to patient with an objective and scientific mind. Doctors are also trained to remain detached from their patient's emotional state in order to study the patients "inner life." This detachment can create blind spots and the physician ends up missing both important clinical information and opportunities to foster self-healing. Doctors fail to see a patient's innate healing process since they are interested only in the healing generated by their own interventions. Despite the barriers, Mollica (p. 108) concludes, "All evidence suggests what ancient physicians already knew: that the biological, psychological, and social processes of self-healing are powerful mediators of recovery and that those processes need to be supported by modern medical institutions and society. … One of the first steps in a traumatized person's recovery whether child or adult is to break his or her social isolation by acknowledging that the forces of self-healing are at work and will ultimately lead to a good outcome."

## III. Medytacja

1. The Technique

The ultimate benefit of meditation in Buddhist philosophy is liberation of the mind from attachment to things, external circumstances or strong internal emotions. With meditation, the liberated or "enlightened" practitioner may no longer be a slave to desires or hold on to experiences, but the enlightened person maintains a calm mind and sense of inner harmony. Therapeutically speaking, meditation is widely recommended as a healthy way to manage stress. Meditation has been linked to various positive health outcomes and is recommended as a means to reduce anxiety and possibly lower blood pressure.

There are numerous types and techniques of meditation. What is known as concentration meditation focuses on a single point. This could entail following one's breath, repeating a single word or mantra, staring at a candle flame, listening to a repetitive gong, or counting beads. In this form of meditation, the person focuses awareness on a chosen object each time the mind wanders. Random thoughts are let go in this process of intense concentration. Mindfulness meditation encourages the practitioner to observe wandering thoughts as they drift through the mind. The intention of mindfulness meditation is to be aware of each mental thought as it arises. The goal of mindfulness meditation is to detach oneself from thoughts or judgements. Over time, one can become more aware of tendencies to judge and remove oneself from that endeavor.

In addition to concentration, meditation, and mindfulness meditation, various other meditation techniques exist. For example Buddhist monks focus on the cultivation of compassion. This form of meditation involves envisioning negative events and recasting them in a positive light. Compassion is the avenue in which the transformation travels and the catalyst for the transformation. This form of meditation often includes the following steps: 1) sitting or lying comfortably, 2) Closing one's eyes, 3) breathing naturally, and 4) focusing attention on how the body moves with each inhalation and exhalation. One can maintain this meditation practice for two to three minutes to start, and then increase the time periods (Gaiam, n. d.).

Common threads run through virtually all of the meditative techniques. In all of the techniques, one's mind becomes quiet; one stops focusing on the stressors of daily life, and one stops trying to solve specific day to day problems. Virtually all meditative practices involve focusing on the present. This involves experiencing each moment and letting it go in order to experience the next moment. With time, maintaining a quiet mind and focusing on the present can lead to an altered level of consciousness that differs from the average wakeful state. Research indicates that meditation can increase brain activity in an area of the brain associated with happiness, positive thoughts and emotions as well as produce short term health benefits such as, lower blood pressure, improved blood circulation, lower heart rate, slower respiratory rate, less anxiety, lower blood cortisol levels, less stress and deeper relaxation (Gaiam, n. d.).

There are various steps that one typically follows in meditation. Meditation techniques often include the following five steps, however, this list is not inclusive. First, basic meditation techniques involves sitting in a comfortable position and trying to quiet the mind by removing all thought. One way to begin meditation is to think of oneself as a simple observer of one's thoughts. Second, focused meditation techniques involve concentrating on something intently, but not engaging thoughts about it. The focus can be upon something visual, like a statue; something auditory, like a metronome; something constant, like breathing; or a simple concept, like unconditional compassion. The basic goal of meditation is to stay in the moment and circumvent the constant stream of commentary from the mind. Third, meditation can be combined with other activities that help to focus on the present moment. With this process, one engages in a repetitive activity; one can get in a "zone" and filter out other thoughts. Activities like gardening, creating artwork, walking or practicing yoga can be effective activities to combine with meditation. During an activity such as walking people can focus on breathing or use mantra meditation techniques by repeating a mantra in one's head during the walk, in time with each step. Fourth, mindfulness techniques can be a form of meditation that, like activity-oriented meditation, doesn't really look like meditation. This technique simply involved staying in the present moment rather than thinking about the future or the past. Mindfulness generally involves a heightened awareness of stimuli such as breathing and feeling sensations of the body. Finally, meditation can also be a spiritual practice. Many people experience meditation as a form of prayer. These people experience 'guidance' or inner wisdom once the mind is quiet (Scott, 2018).

2. Prior Research on Impact of Meditation

Some research indicates that meditation can be a useful tool to treat patients suffering with PTSD. Transcendental meditation (also abbreviated as TM) is a form of mantra meditation that uses a specific methodology classified as "automatic self-transcending." Regular practice of this technique has been shown to lead to decreases in blood pressure, metabolism, and stress reactivity (Jevning, Wallace, & Beidebach, 1992; Travis & Wallace, 1999). Various studies indicate that meditation techniques have promising results in improving stress and quality of life in military veterans (Cuellar, 2008).

Meditation is suggested as an alternative to other approaches to relieving the symptoms of PTSD for a multiplicity of reasons, among them the inadequacy of conventional treatment therapies. A National Academy of Sciences report indicates that although numerous treatments for combat-related PTSD are used, only one (prolonged exposure therapy) has been deemed effective. The National Academy report noted that research on PTSD treatments is inconclusive. Furthermore, the report was skeptical of the value of pharmaceutical medication observing that the majority of drug studies were funded by pharmaceutical manufacturers (Institute of Medicine, 2008). The threat of bias in research related to medications therefore exists due to this clear conflict of interests.

Meditation holds many advantages. Meditation does not carry the stigma of other treatments. It is simple to learn and can be practiced almost anywhere, at any time, without the stigma that is associated with mental health treatment. Research indicates that possibly because of the stigma of mental illness and its potential impact on career advancement, most military veterans with PTSD either do not seek help or receive inadequate treatment (Tanielian & Jaycox, 2008). A shortage of trained specialists or limited access to care may also restrict PTSD treatment.

Various studies point to beneficial effects of meditation on trauma related conditions such as PTSD. In one small, uncontrolled pilot study, researchers found that Transcendental Meditation (TM) may have helped to alleviate symptoms of PTSD and improve quality of life in veterans of the Iraq and Afghanistan conflicts. Subjects of the study who possessed symptoms of PTSD reported feeling calmer, less stressed, and less anxious. Some subjects also reported improvements in their sleep, feeling more alive, happier, more focused, more rested and having more peace in their lives. Subjects also described getting along with and communicating better with family, friends, and coworkers and being more engaged in their daily lives (Rosenthal,

Grosswald, Ross, & Rosenthal, 2011). In this study, the Transcendental Meditation (TM) techniques were found to be easy to perform and well accepted by the subjects.

A highly cited 2016 study explored whether the regular practice of TM was associated with decreases in PTSD symptom severity and decrease in the need for medications. The researchers hypothesized that military service members with PTSD who practiced TM regularly would require fewer medications to alleviate PTSD symptoms and exhibit decreased severity in psychological symptoms associated with PTSD compared with service members who did not practice TM. Medication prescription and usage data as well as psychological measures were collected and analyzed for a period of 6 months. Results were compared after one, two, three, and six months. Psychological symptom severity was determined from self-report surveys in common use. Findings of the study indicate the TM group was less likely to increase medication dosages and more likely to show medication stabilization, decreases, or cessations. At one month, 83.7 percent of the TM group stabilized, decreased, or ceased medications and 10.8 percent increased medication dosage. In the control group, 59.4 percent showed stabilizations, decreases, or cessations and 40.5 increased medications. A similar pattern was observed after three months. At one month, 5.4 percent of the TM group and 32.4 percent of the control group added additional medications.

In terms of self-reported symptom severity, the TM group was associated with a decrease in severity after six months with a forecast trend line predicting a continued decrease in symptom severity. The control group was associated with an increase in symptom severity from baseline. Authors of the study concluded that the practice of TM was 1) more likely to be associated with decreasing, ceasing, or stabilizing psychotropic prescription dosages; 2) less likely to be associated with addition medications; and 3) more likely to be associated with decreases or stabilizations on self-report measures of psychological symptom severity compared with controls (Barnes, Monto, Williams, & Rigg, 2016). The lead author of the surmised that regular practice of Transcendental Meditation provides a habit of calming down and healing the brain.

In an earlier randomized controlled trial (RCT) of the effectiveness of Transcendental Meditation on treating PTSD among Vietnam Veterans, similar results emerged. In the study participants at a veteran's treatment center were randomly assigned to the TM technique or psychotherapy for three months. At the end of the three month period, subjects who practiced TM experienced significant improvement in symptoms of PTSD, anxiety, depression, and insomnia, as well as measures of quality of life, such as employment, family problems, and stress reactivity in contrast to the group assigned to psychotherapy. The group assigned psychotherapy did not improve significantly across those measures during the time period (Brooks & Scarano, 1985).

In a RAND Corporation study, researchers synthesized data from existing randomized controlled trials (RCTs) in order to assess the efficacy of meditation for treating PTSD. The RAND study sought to answer a variety of questions including what were the effects of meditation interventions on PTSD symptoms, the effects of meditation on health related quality of life, functionality, depression, anxiety, and adverse events. Outcomes of meditation were compared with outcomes from treatment as usual, no treatment, or other types of interventions. RAND researchers concluded that meditation seemed to be effective as an adjunct to other types of therapy. Meditation programs considered included mindfulness-based stress reduction programs (MBSR), yoga, and mantra repetition programs. The study noted that meditation interventions tended to improve PTSD symptoms. The finding supported previous reviews of mind-body interventions as adjunctive therapy to first-line PTSD treatment approaches. As a caveat, however, they note that only a small number of meditation RCTs that focus exclusively on participants who are diagnosed with PTSD exist (Hilton et al., 2017, xvi).

## IV. Wilderness and Adventure Therapy

1. History of Wilderness and Adventure Therapy

The healing power of nature has been long recognized. Henry David Thoreau, Ralph Waldo Emerson, Frederick Law Olmsted and others all wrote in the mid-19th century about the benefits of activities as simple as walk in the woods. These naturalists popularized the idea of preserving natural places for the public good. John Muir discovered peace in the wilds of Yosemite, writing in 1901, that wilderness is a necessity; and that mountain parks and reservations are useful not only as fountains of timber and irrigating rivers, but as fountains of life (McGivney, 2018).

Wilderness therapy (also referred to as outdoor behavioral healthcare) is a treatment that uses expeditions into the wilderness or other unfamiliar surroundings as a means of addressing behavioral and mental health issues such as PTSD. Wilderness therapy represents a subset of "adventure-based" therapy and broader wilderness experience programs. This form of therapy, however, has its own distinct characteristics. Older individuals may participate in wilderness therapy programs yet the approach is primarily geared toward treating adolescents and young adults. The therapeutic possibilities of wilderness therapy were largely discovered by accident. In 1901, due to overcrowding, people in psychiatric care at the Manhattan State Hospital were relocated to the lawns of the facility after developing tuberculosis. These patients then began to show improvements in physical and mental health that were ascribed to the fact that they were outdoors. In 1906, an earthquake resulted in serious damage to the San Francisco Agnew Asylum. Residents of the asylum were moved outdoors and almost immediately displayed signs of improvements. In 1961, the German educator Kurt Hahn founded an outdoor education program that encouraged self-discovery and personal growth by means of expeditions into the wilderness. The success of this program led to the development of many other wilderness experience programs (GoodTherapy, 2016).

2. How Wilderness and Adventure Therapy Works

Wilderness therapy, or outdoor therapy programs make use of nature to teach participants habits and skills. In theory, by working with teams and solving problems in nature people with stress related maladies such as Post Traumatic Stress Disorder (PTSD) gain a greater of sense self-esteem and acquire a sense of being effective in society. Wilderness therapy also provides a supportive environment for self-discovery. Individuals are guided to examine past behavior that produced negative outcomes. Wilderness expeditions use primitive skills training and team building exercises to dispel unproductive beliefs. People learn how to live within boundaries, and accept feedback while relying on their own sense of inner wisdom and strength. Participants are often required to forge alliances with others for self-preservation or task completion. By forging alliances participants develop self-confidence, communication skills, cooperative skills, and trust (GoodTherapy, 2016).

Wilderness therapy stresses developing skills in the wilderness and uses outdoor activities and unfamiliar environments to help participants enjoy a unique experience to build positive character traits. Many activities take place in groups in order to encourage communication, cooperation, and trust. Reflective activities are used to help participants process the experience. Wilderness therapy programs are licensed by a state agency and overseen by a licensed mental health professionals. They are able to provide individualized treatment plans and can conduct evaluations of treatment effectiveness (GoodTherapy, 2016). In theory, outdoor group activities allow participants to relax, rejuvenate, heal, and build relationships. Some wilderness programs are specifically tailored for veterans. For example, the "Huts for Veterans" program weaves wilderness therapy with philosophical discussions, physical challenges, and camaraderie. Pre-assigned readings provides content and context to the wilderness experience. The goal of the program is to open minds to history, philosophy, nature, and health and to provide peace, tranquility and deep insights into the psychology of the warrior.

Adventure therapy sometimes incorporates a degree of risk that therapists consider to be important for promoting behavioral change. Adventure therapy may include problem solving activities, trust building, outdoor pursuits (such as cycling, adventure racing, backpacking and kayaking), and other activities such as rock climbing or rope courses. Adventure activities range from short-term initiatives and trust-building activities lasting several hours to experiences (e.g., camping, backpacking, rock climbing) lasting days, weeks, or months. Adventure therapy can tap into deeply painful issues. By bringing those issues to the surface, adventure therapy provides opportunity to confront them and begin the healing process that is essential to personal growth and a happier life. In adventure therapy, clients are directly involved in their treatment rather than merely observing.

Academic research is beginning to explore the relationship between health and nature. University of California-Berkeley psychology professor Dacher Keltner studied the effect of rafting trips on military veterans and youths from underserved communities who were experiencing PTSD symptoms. On the basis of her research she concluded that time outdoors could change people's nervous systems. Possible explanations for positive effects of immersion in nature range from the calming effect of the color green, to deep quiet, to the absence of distractions (McGivney, 2018).

## V. Wnioski

Drugs and psychotherapy are medical palliatives for addressing trauma related pathologies such as posttraumatic stress disorder. The medical profession and pharmaceutical industry have vested interests in maintaining these modalities of treatments and reinforcing them as dominant paradigms. As described in this chapter, however, other avenues of treatment exist that have not been vigorously pursued by health professionals. Seemingly mundane, common sense approaches to relieving the effects of stress such as exercise, self-help, meditation, and connecting with nature are approaches that do not possess the legitimacy and caché of the more established practices. However, these practices can be implemented either independently or in conjuncture with other therapies in efforts to address stress related maladies. Some research already exists in regard to the benefits of these approaches to stress related symptomologies. Given the increased numbers of veterans returning from wars in Iraq and Afghanistan who are classified with PTSD symptoms it is highly advisable that further research be conducted and disseminated regarding the utility of less conventional modes of therapy for victims of PTSD. These therapies have the potential to reduce cost of treatment and improve utilization.

**Referencje**

Barnes, V. A., Monto, A., Williams, J. L., & Rigg, J. L. (2016). Impact of Transcendental Meditation on Psychotropic Medication Use Among Active Duty Military Service Members With Anxiety and PTSD. *Military Medicine*, 181(1), 56–63.

Bouvard, M. G. (2012). *The invisible wounds of war*. Amherst, NY: Prometheus Books.

Breslau, N. & Davis, G. (1987). Post-traumatic stress disorder. The etiologic specificity of wartime stressors. *American Journal of Psychiatry* 144, 578-83.

Brooks, J. S., & Scarano, T. (1985). Transcendental meditation in the treatment of post-Vietnam adjustment. *Journal of Counseling and Development*, 64, 212-215.

Caddick, N., & Smith B., (2017). Exercise is medicine for mental health in military veterans: A qualitative commentary. *Qualitative Research in Sport and Exercise*, 1–12.

Cohen, G., & Shamus, E. (2009). Depressed, low self-esteem: What can exercise do for you? *The Internet Journal of Allied Health and Practice*. 7(2), 1-5.

Cuellar, N. G. (2008). Mindfulness meditation for veterans—implications for occupational health providers. *AAOHNJ*, 56(8), 357 – 63 .

Freud, S. (1914, 1958). Remembering, repeating, and working-through (Further recommendations on the technique of psycho-analysis, II, (pp. 145-156). In J. Stachey trans. *Standard Edition*, Vol. 12. London: Hogarth Press.

Gaiam. (n. d.). Meditation 101: Techniques, Benefits, and a Beginner's How-to. Retrieved August 15, 2019 from https://www.gaiam.com/blogs/discover/.

GoodTherapy. (2016). Retrieved August 16, 2019 from https://www.goodtherapy.org/learn-about-therapy/types/wilderness-therapy.

Harte, C.B., Vujanovic, A. A., & Potter, C. M. (2015). Association between exercise and posttraumatic stress symptoms among trauma-exposed adults. *Evaluation & the Health*

*Professions*, 38, 42–52.

Hayes, S. M., Hayes, J. P., Cadden, M., & Verfaellie, M (2013). A review of cardiorespiratory fitness-related neuroplasticity in the aging brain. *Frontiers in Aging Neuroscience*, 5, 31.

Hegberg, N. J., Hayes, J. P., & Hayes, S. M. (2019). Exercise Intervention in PTSD: A Narrative Review and Rationale for Implementation. *Front Psychiatry*, 10, Published online 2019 Mar 21. doi: 10.3389/fpsyt.2019.00133.

Herman, J. (1992). *Trauma and recovery*. New York: Basic Books.

Hill, E. E., Zack, E., Battaglini, C., Viru, M., Viru, A., & Hackney, A. C. (2008). Exercise and circulating cortisol levels: the intensity threshold effect. *Journal of Endocrinological Investigation* 31(7), 587-91.

Hilton, L., Maher, A. R., Colaiaco, B., Apaydin, E., Sorbero, M, Booth, M. … Susanne Hempel, S. (2017). Meditation for Posttraumatic Stress Disorder: A Systematic Review. Santa Monica, CA: RAND Corporation.

Horowitz, M. (1986). *Stress response syndromes*. Northvale, NJ: Jason Aronson.

Institute of Medicine. (2008). Treatment of Posttraumatic Stress Disorder: An Assessment of the Evidence. Washington, DC: The National Academies Press. https://doi.org/10.17226/11955.

Jevning, R., Wallace, R. K., & Beidebach, M. (1992). The physiology of meditation: a review. A wakeful hypometabolic integrated response. *Neuroscience and Biobehavioral Reviews* 16(3), 415 – 24 .

Kardiner, A., & Spiegel, A. (1947). *War, stress, and neurotic illness*. New York: Hoeber.

Ley C., Rato, B. M., & Koch, A. (2017). In the Sport I Am Here: Therapeutic processes and health effects of sport and exercise on PTSD. *Qualitative Health Research*, 28, 491–507.

Manger, T. A., & Motta, R.W. (2015). The impact of an exercise program on posttraumatic stress disorder, anxiety, and depression. *International Journal of Emergency Mental Health and Human Resilience*, 7, 49–57.

McGivney, A. (2018). Wilderness: The New Treatment for PTSD. *Backpacker*, Retrieved August 16, 2019 from https://www.backpacker.com/stories/wilderness-treatment-for-ptsd.

Mollica, R. (2006). *Healing invisible wounds: Paths to hope and recovery in a violent world.* Orlando, FL: Harcourt, Inc.

Newman, C. L., & Motta, R. W. (2007).The effects of arobic exercise on childhood PTSD, anxiety, and depression. *International Journal of Emergency Mental Health and Human Resilience*, 9, 133–58.

Rosenbaum, S., Vancampfort, D., Steel, Z., Newby, J., Ward, P., & Stubbs, B. (2015). Physical activity in the treatment of Post-traumatic stress disorder: A systematic review and meta-analysis. *Psychiatry Research*, 230(2), 130-136.

Rosenthal, J. A., Grosswald, S., Ross, R., & Rosenthal, N. (2011). Effects of Transcendental Meditation in Veterans of Operation Enduring Freedom and Operation Iraqi Freedom With Posttraumatic Stress Disorder: A Pilot Study. *Military Medicine*, 176, 626-630.

Scott, E. (2018). 5 Meditation Techniques to Get You Started. Retrieved August 15, 2019 from https://www.verywellmind.com/different-meditation-techniques-for-relaxation-3144696.

Smith, J. C., Nielson, K. A., Antuono, P., Lyons, J. A., Hanson, R. J., Butts, A.M. …Verber, M. D. (2013). Semantic memory functional MRI and cognitive function after exercise intervention in mild cognitive impairment. *Journal of Alzheimers Disease*. 37, 197–215.

Tanielian, T., & Jaycox, L. J. (eds.). (2008). *Invisible Wounds of War: Psychological and*

*Cognitive Injuries, Their Consequences, and Services to Assist Recovery*. Santa Monica, CA , RAND Corporation.

Travis, F., & Wallace, R. K. (1999). Autonomic and EEG patterns during eyes-closed rest and transcendental meditation (TM) practice: the basis for a neural model of TM practice. *Consciousness and Cognition*, 8(3), 302 – 18 .

Tsatsoulis, A. & Fountoulakis, S. (2006). The protective role of exercise on stress system dysregulation and comorbidities. Annals of the New York Academy of Sciences, 1083, 196-213.

Whitworth, J. W., Craft, L.L., Dunsiger, S.I., & Ciccolo, J.T. (2017). Direct and indirect effects of exercise on posttraumatic stress disorder symptoms: A longitudinal study. *General Hospital Psychiatry*, 49, 56–62

Whitworth, J. W., & Ciccolo, J. T. (2016). Exercise and post-traumatic stress disorder in military veterans: a systematic review. *Military Medicine*, 181, 953–960.

# Part 2

# Policy Assessment and Recommendations

# Chapter 5 Vocational and Educational Assistance

## I. Veteran's Work Therapy Programs

1. Veterans Vocational Programs

A review of the existing VA programs is instructive as a starting point to identify weaknesses of present programs and areas where improvements can be made. The U.S. government utilizes various employment oriented programs in order to assist disabled veterans. One such program is administered by the Veterans Health Administration (VHA). Beginning in the 1970s, the VHA began providing vocational rehabilitation services through their Compensated Work Therapy (CWT) program. The intent of this program is to supply transitional work experiences (TWEs) and other benefits to health impaired veterans. In the Compensated Work Therapy program veterans receive pay for work; businesses contract with the Veterans Health Administration for the work of veterans, the CWT signs contracts with employers, employers pay the program and veterans receive an hourly wage. CWT programs are located within all VA medical centers. Many of these programs are accredited by the Commission on Accreditation of Rehabilitation Facilities (CARF) an independent accrediting body of health and human service providers.

The mission of the Comprehensive Work Therapy Program is to provide support to veterans living with physical impairments (such PTSD) in securing and maintaining competitive employment. According to the U.S. Department of Veterans Administration, to be considered for participation in the work therapy program, a veteran must be eligible to receive VA healthcare services, have a goal of a return to competitive employment, and have barriers to obtaining and/or retaining employment which requires the intensive support provided by the a work therapy program. The process of assisting veterans includes the veteran contacting a provider, discussing services available, a vocational assessment, and evaluation of which type of service would best help veterans realize their vocational goals. An individual employment plan is developed for each veteran receiving compensated work therapy services. This plan focuses on the individual veteran's strengths, skills, abilities, needs, goals, and preference (U.S. Department of Veterans Affairs, 2019).

The VA Compensated Work Therapy program consists of six separate components. The Transitional Work (TW) element of the VA's work therapy is a vocational program that matches participants to actual work assignments for a time-limited basis. Veterans are supervised by personnel of the sponsoring site and veterans operate under the same job expectations as other workers. Transitional Workers are not considered employees of the sponsor and do not receive benefits from the sponsor; veterans receive a base pay determined by the prevailing wage of the area or the federal minimum wage. The expectation is that over time these workers will transition to competitive employment in the community.

The Supported Employment (SE) element of the Compensated Work Therapy program is formulated for veterans with significant barriers to employment. It is assumed that because of the severity of their conditions these veterans would not be able to function independently in employment without intensive, ongoing support. Such support includes ongoing vocational assessments, individualized job search, job placement, and supports provided in the context of clinical treatment. A third component of the CWT program is Community Based Employment Services. This is a service that is less intensive than the Supported Employment service and is not restricted to severely impaired veterans. The objective of Supported Employment services is to provide aid leading to direct placement where an employer hires the veteran, and the veteran receives continuing clinical support. Support includes skills training, job placement, counseling, and interventions to ensure the continued employment and self-sufficiency of the veteran.

Other components of the Compensated Work Therapy program are Vocational Assistance, Supported Self Employment and Supported Education. Vocational Assistance consists of a set of guidance, counseling, or other related services that are short-term and are designed to enable veterans to realize expectations needed to succeed in employment without the need for follow-up support. Supported Self-Employment (SSE) provides guidance to veterans on business practices, training, networking opportunities, and linkages with financial institutions. The aim of SSE is to assist disabled veterans in achieving benefits from self-employment such as flexible work schedules, self-management and the potential to generate substantial income. Supported Education provides individualized support for veterans engaged in education and training programs. It attempts to link veterans with educational facilities that will facilitate achievement of goals (U.S. Department of Veterans Affairs, 2019).

The Veterans Administration also provides employment opportunities and managed therapeutic housing for homeless veterans who might have a mental, physical or drug addiction problems. Under the Comprehensive Work-Therapy (CWT) and Compensated Work-Therapy/Transitional Residence (TR) programs, the VA works with both the public and private sector to identify employment opportunities for veterans. The VA also can help veterans learn new job skills, with the corollary intent to enhance self-esteem and self-worth. Employed veterans receive salaries, which helps them maintain and take care of themselves. According to the Veterans Administration, in 2018, former military personnel in the CWT/TR program worked around thirty-three hours a week and received an estimated salary of $732 every month. Veterans paid an estimated $186 for maintenance of the residence and the estimated duration for a stay was around 174 days. Some of the resident shelter only cater to homeless veterans. An estimate of 14,000 veterans take part in the CWT program every year (VA.org, 2018-2019).

A major expansion of the work therapy program occurred in 2003 when the "Veterans Health Care, Capital Asset, and Business Improvement Act of 2003," was signed into law. This act permitting the provision of Supported Employment (SE) services within work therapy programs. The goal of the act was to assist individuals with severe mental illnesses obtain employment beyond transitional work. Once individuals expressed an interest in working, employment specialists would assist them in identifying and obtaining jobs based on individualized preferences and skills. Ongoing support and assistance were available. Success of different components of the Compensated Work Therapy program varies. The Supported Employment services component is considered to be more successful in obtaining employment compared to other components of VA employment programs (Resnick & Rosenheck, 2007, p. 868).

As of 2018, Comprehensive Therapy programs were located in every state of the nation as well as Washington, D.C. Some states had numerous locations such as New York with 12 locations, California with 11, Pennsylvania and Texas, each with 8, and Florida with 7 locations. Benefits to employers of hiring veterans through the Compensated Work Therapy program include a matching of veterans to specific job requirements. Employers do not incur costs associated with a permanent employee, such as health insurance, sick or vacation leave and workers compensation insurance.

2. Research on Employment and PTSD

A great deal of rigorous research does not exist regarding the success of training programs for veterans suffering from PTSD. From the limited research, it appears that veterans suffering from the effects of PTSD have had difficulty securing employment and achieving success in their jobs. However, only a few studies have rigorously examined the relationship between PTSD and employment and fewer have examined the relationship between specific veteran vocational programs and employment. One study concluded that those with combat-related PTSD were significantly less likely to be employed than those without PTSD. Veterans suffering from a PTSD diagnosis also secured lower hourly wages than others in the workforce (Savoca & Rosenheck, 2000). Another study of veteran with PTSD found that increased severity of PTSD was associated with a decreased likelihood of full-time employment (Smith, Schnurr, & Rosenheck, 2005).

A growing body of literature indicates that allegiance to the VA Supported Employment (SE) program is related to higher rates of competitive employment. Some research also concludes that when VA sites employ at least one employment specialist, a greater percentage of veterans worked in a competitive job and a lower percentage of veterans at sites participated in unpaid vocations (Resneck & Rosenheck, 2007). Other research finds no difference in employment status between veterans who participated in a VA specialized PTSD treatment program with others who were enrolled in the Compensated Work Therapy (CWT) program. This suggests that work therapy, as currently practiced in VA, is not a more effective intervention than other treatments (Rosenheck, Stolar, & Fontana, 2000). Mueser et al. (2004) in a secondary analysis of data found individuals with a comorbid diagnosis of PTSD worked significantly fewer hours than those without a PTSD diagnosis during supported employment interventions. In general, research shows that those with PTSD have lower employment prospects.

Despite the fact the veterans with PTSD have less job success, they find work to be a meaningful and satisfying way to expand their social and economic networks. The positive effects of work on one's mental health and well-being are well documented. In one study, veterans who were able to form social bonds through work and outside activity were also more likely to be in remission of PTSD. In contrast, veterans' feelings of isolation and weakening social bonds were more likely to predict chronic PTSD (Koenen, Stellman, Stellman, & Sommer, 2003).

As a whole, people with PTSD who worked derived satisfaction from their work-related experiences. They valued their independence and perceived themselves as able to influence their environment (Auerbach & Richardson, 2005). Research indicates that employment increases positive life outcomes for veterans with PTSD. Veterans with psychological disorders find work as a meaningful and satisfying way to expand the broader social and economic networks in their lives (Bluestein, 2008). Many individuals with PTSD are functioning at a level where they are capable of holding a job. Some can be quite successfully, given the right circumstances and opportunities while others continue to experience employment difficulties. The level of success one has at his or her place of employment depends on many factors including the level of impairment, and support outside and inside the work environment (Menna, 2019).

One, however, must not minimize the negative impact of PTSD on employment prospects. A good deal of research indicates that compared to workers without PTSD, those with the disorder have more difficulties finding and keeping jobs. Difficulties include greater rates of work absenteeism, a higher number of medical visits, an increased likelihood of unemployment or underemployment, lower hourly pay, and increased problems meeting work-related demands (Adler et. al., 2011; Ramchand et al., 2015; Zivin et al., 2011).

Savoca and Rosenheck (2000) found that having PTSD greatly decreased the probability of current employment, and that PTSD status had a greater effect on unemployment than level of education. Authors such as Smith, Schnurr and Rosenheck (2005) found a linkage between PTSD with unemployment. In a meta-analysis of PTSD literature published between 2009 and 2014 researchers identified a link between PTSD and physical health, suicide, homelessness, unemployment, social well-being, aggression, violence, and criminality. In regard to employment and economic well-being the meta-analysis revealed that screening positive for PTSD or other mental impairments was associated with financial mismanagement, part-time employed, job dissatisfaction and unemployment (Ramchand et al., 2015).

Zivin et al. (2011) examined the employment experiences of veterans and the relationship between mental health and employment in a representative sample of veterans who received VA health care. Findings indicate a negative relationship between mental disorders such as PTSD and employment among veterans. The authors conclude that future studies of barriers associated with veterans' employment could help policy makers target mental health treatments with employment services. They note that employment services have traditionally focused on patients with serious mental illness. However, given the relatively similar burden that both serious and less serious mental health problems affects employment, Zivin et al. conclude that it may be worthwhile to expand the focus of return-to-work programs to veterans with less serious mental disorders and to target those who may be most able to resume employment. Examining the employment experiences of veterans would allow health providers and policy makers to better understand the challenges of employment to those with mental disabilities (p. 38).

PTSD status, however, does not negate the possibility for gainful employment. The associated gains from employment, regardless of income is testament to the inherent value of work and allowing veterans to find some meaning in their lives. A large body of literature points to the value of work itself. It may therefore be beneficial for the VA to focus greater energy on work placement and tailoring work placement to the abilities of the veteran. Even PTSD stressed veterans are capable of performing a number of tasks and functioning on the job. Early studies of PTSD like symptoms during World War I and World War II even suggest that a very short time span for recovery is necessary before trauma stressed soldiers are reinserted back to their former positions.

The finding that mental disorders are associated with lower levels of competitive employment or lower wages should not be surprising. It would be surprising if there was no relationship between employment success and mental illness. What is more important than replciating this finding would be research on increasing the employment prospects of mentally impaired veterans, research on the specifid value added of various treatments or job training programs and research on moving PTSD patients into employment. Such a focus could provide meaningful outlets for PTSD plagued veterans who in the absence of work may engage in deleterious behavior. Research indicates that some occupations and work conditions are favorable for those with PTSD status while others are not. Research on fitting veterans with mental disabilities to specific conditions that are conducive to success therefore is desirable. The VA should work on carefully assessing the extent of a veterans disability in relationship to their fit with job placemnt.

According to Zef (n. d.), those with PTSD should avoid certain types of employment and may flourish in others. Types of employment and conditions to avoid include high stress jobs such as air traffic controller, firefighter, paramedic, or policeman/policewoman, jobs with big crowds such as nightclub worker, retail worker, or stock exchange investor, work conditions of unnatural lighting such as factory jobs and employment with excessive noise such as construction workers. Other conditions to avoid if possible include positions with a great deal of human contact, positions in unsafe neighborhoods, positions with limited emergency exits and positions with a strict work environment such as business, finance or legal jobs.

A variety of jobs appears to be a good fit for people with PTSD. For example, outdoor positions such as gardener, landscaper, nursery worker, park ranger and post worker hold promise due to low stress, low noise, lack of crowds, and little human contact. Other suggested jobs suitable for people with PTSD are librarians, truck drivers, and temporary office workers, working with pets, furniture maker, watch repairer, and proofreader. Many of these positions have the advantage of relative isolation, no crowds, and minimal noise.

Research indicates that despite the existence of present training and employment programs, the Veterans Administration (VA) has had only limited success in moving PTSD victims into the work force. Clearly, more success would benefit veterans and taxpayers. Future research should focus on how to improve vocational programs that target PTSD clients; what programs seem to be effective, what programs do not appear efficacious, what conditions appear to support or undermine on the job success, and what types of clients appear to be better targets for employment success.

**II. Veteran's Educational Opportunities**

Disabled veterans including veterans suffering from the effects of PTSD are eligible for the whole array of educational benefits available to any veteran. The U.S. government has a long history of providing educational benefits to its service members. The Servicemen's Readjustment Act of 1944 (known as the G.I. Bill) provided a range of benefits for returning World War II veterans. Benefits were available to all veterans who had been on active duty during the war years for at least 90 days and had not been dishonorably discharged. Historians and economists view the G.I. Bill as one of the most successful government program ever promulgated in the U.S. Between 1945 and 1956 the G.I. Bill's education and training programs reached approximately half of the nearly 16 million eligible veterans. College enrollments increased by 70 percent over prewar levels. Ex-service people dominated student bodies at American colleges in the late 1940s and in 1947 close to half the college students had served in the military (The G.I. Bill, 2019). Most researcher today view the G.I. Bill is a major political and economic success and a significant contribution to enhancing America's stock of human capital. Advances in skills and education of returning veterans, in turn facilitated long-term economic growth. Some 2.2 million attended college or graduate school, and 5.6 million prepared for vocations in fields such as auto mechanics, electrical wiring, and construction. Veterans could attend any institution that admitted them, using benefits that covered even the costliest tuition and helped support spouses and children. Nearly three of every ten veterans used low-interest mortgages to buy homes, farms or businesses. The economic impact was huge. The GI Bill also changed the composition of colleges. Prior to 1940, colleges were mostly for the privileged, but the G.I. Bill opened doors to many who were Catholic and Jewish, rural people, first-generation immigrant offspring, and veterans from working and middle class backgrounds (Mettler, 2012).

The G.I. Bill evolved, over time benefits were reduced. The 5.7 million veterans of the Korean War saw their benefits trimmed back by President Dwight Eisenhower who was intent on balancing the federal budget (The American Legion, 2015). Benefits diminished with passage of the Veterans Adjustment Act of 1952. The government no longer paid tuition directly to colleges and universities or paid the full cost, after 1952 veterans received a flat monthly fee of about

$110. They were expected to pay for all educational expenses from that stipend. GI Bill benefits were temporarily cancelled in 1956. A 1959 report determined that serving in the military should be an obligation of citizenship, not a basis for government benefits. Congress subsequently re-authorized educational benefits to cover Korean, Vietnam, Iraqi, Afghanistan, and peacetime-era veterans.

When the Vietnam War escalated in the 1960s, flat rates for education payments were in place. Beginning in 1985, non-prior service members entering active duty began receiving educational benefits under the Montgomery GI Bill (MGIB). The Montgomery G.I. Bill did not include provisions for dealing with the increases in higher education costs across the United States. The Bill stipulated that if active duty members contributed $100 per month for 12 months they could receive a monthly stipend as a full-time student for a maximum of 36 months for their education. The benefit could be used for both degree and certificate programs, flight training, apprenticeship/on-the-job training, and correspondence courses if the veteran was enrolled full-time. The Montgomery G.I. Bill and its success the Veterans Education Assistance Program were viewed as a significant reduction from the benefits offered to World War II veterans.

With the cuts in benefits, politicians, especially war veterans, began to take an active interest in revisiting the educational benefits available to veterans. Vietnam veterans such as former Senator from Nebraska, Chuck Hagel and former Senator from Virginia James Webb became strong advocates for increasing veteran educational benefits. Webb sponsored the "Post-9/11 Veterans Educational Assistance Act" to substantially expand benefits. Hagel contended that a new GI Bill is the smart and right thing to do to recognize the service of individuals who've earned the benefit. He noted that most people do not recognize that we're asking about 1 percent of the American people to bear all the burden, make all the sacrifices, do all the fighting, do all of the dying, in defense of the country. These people deserve access to skill training and higher education.

Educational benefits serve to maintain national defense by reassuring young men and women, and their families that they will receive something for their sacrifice. Aside from Webb and Hagel, many others in the U.S. Senate such as Daniel Akaka (Hawaii), Daniel Inouye (Hawaii), Frank Lautenberg (New Jersey), Ted Stevens (Alaska), and John Warner (Virginia) all benefited from veterans' educational benefits (Callahan, 2008).

In an effort to restore lost value, in 2008, Congress passed the "Post-9/11 Veterans Educational Assistance Act." With the passage of this act, starting in 2009, veterans who served in the military for at least three years qualified for full tuition payments at any in-state public university in the country. This applied to active-duty troops as well as reserve and National Guard members. Passage of the Post-9/11 Veterans Educational Assistance Act helped reverse the erosion of benefits over time. Service must have begun on or after September 11, 2001, or servicemen must have been discharged with a service connected disability. An honorable discharge is required to qualify for benefits. Approved training includes graduate, undergraduate degrees, vocational and technical training. All programs must be offered by an institution of higher learning that has been approved for GI Bill benefits.

## III. Harnessing Potential of Veterans

Veterans can take advantage of the educational opportunities offered in return for their military service. There are many individual stories of veteran using their benefits to advance in a chosen career. These narratives, however, are offset with evidence that indicates that the recent cohort of veterans may not be as successful in attaining their educational goals as predecessors.

Data obtained from the Departments of Defense, Education, and Veterans Affairs indicates that zero veterans received a degree at nearly a third of the 20 two-year schools that enrolled at least 100 veterans receiving G.I. Bill benefits and who are eligible for degrees. Among community colleges, a review of the federal data indicates that an average of only 15 percent of full-time students receiving G.I. Bill money graduated with a two-year degree in 2014. The graduation rate included students who graduated in three years. The proportion attending part-time that graduated within three years was seven percent. At the 20 two year institutions with 100 or more G.I. Bill recipients eligible to finish in 2014, even the schools with the highest veteran success rates managed to graduate only one in five (Marcus, 2017).

One study supported by a Department of Defense grant to a researcher at the University of Arkansas found that veterans have difficulty integrating into the campus community and need support to help them succeed. The study noted that veterans returning from overseas combat often struggle with trauma-related psychological distress that can affect their daily lives and academic performance. Because of this mental health burden, student veterans are more likely to have lower academic achievement and are at higher risk of dropping out of college. In addition, student veterans may have difficulty relating to others, and may perceive student peers as immature or their comments as disrespectful. The authors of the Department of Defense sponsored study conclude that veterans feel separate from the rest of the student body because of their extended gap between high school and college, older average age, and deployment experiences. This creates additional challenges for veterans to integrate with the rest of the student body. Student veterans also may struggle to find a sense of belonging, leading to feelings of isolation (Pittalwala, 2017).

No official data exists for student-veterans using the G.I. Bill benefits at four-year universities nationwide. Nearly a decade after the start of the Post-9/11 G.I. Bill (which according to the VA by 2014 cost $73 billion) four year universities have not informed the government about how many student-veterans actually received degrees. Better information is available with regard to two year colleges where according to available data veterans graduate at much lower rates than other students (Marcus, 2017a). What data is available for four year universities indicates that graduation rates are much higher than at the two year community colleges. According to a VA survey, conducted by an independent group in collaboration with the advocacy group Student Veterans of America and reviewed by researchers at Syracuse University and at Purdue University, a higher percent of veterans using G.I. Bill benefits who arrived on campus in the fall of 2009 had graduated within six years, compared to students overall. The higher graduation rate was achieved despite the fact that students had to fight with colleges and universities for their military training and experience to be transferred into academic credit (Marcus, 2017b). Some universities with high levels of veteran success voluntarily divulged graduation rates. San Diego State reports (data through 2012) that 76 percent of its student-veterans finish within four years, while Florida State claimed that 81 percent (data through 2015) of its veterans earn their degrees within six years (Marcus, 2017a).

According to Cornell University professor Glen Altschuler and Steward Blumin (2009), the G.I. Bill was an important tool in creating postwar prosperity, enabling millions of veterans to attend college, finish vocational training, obtain VA loans for homes and businesses, and receive unemployment payments. They conclude that veterans helped build the strong post World War II middle class that personified American life. Veterans, earned higher grades than their civilian counterparts and forever changed America's higher education system. Altschuler and Blumin note that the G.I. Bill, made possible the education of fourteen future Nobel laureates, two dozen Pulitzer Prize winners, three Supreme Court justices, and three presidents of the United States. The legislation also greatly increased access to higher education for ethnic and religious minorities who had been previously excluded (Leddy, 2009).

The three presidents using the bill all were World War II veterans: George H.W. Bush, Richard Nixon and Gerald Ford. Supreme Court Justices William Rhenquist, John Paul Stevens and Byron White also took advantage of the educational opportunities provided by the G.I. Bill. Famous actors, writers and an astronaut reached new heights with GI Bill benefits. Pulitzer Prize winning journalist Ed Humes claimed that the cold warriors of post-World War II were educated on the GI Bill. These newly educated veterans used their skills to help American astronauts land on the moon, develop the Internet, and invent computers. Humes states, you can trace back much of what's good in America today, to the skills and the prosperity that the G.I. Bill brought to future generations (CBS, 2008).

It is a mistake to only link the most successful veterans with opportunities provided by the government. Severely impaired veterans also take advantage of VA offerings. These offerings might place veterans in minimum wage or subminimum wage jobs through various programs. Agencies such as the Veterans Employment Services Office (VESO) provides employment readiness assistance and outreach. This agency promotes federal employment, and advancement opportunities for qualified disabled veterans by matching service members with internships at the Veterans Administration and increasing awareness of federal employment opportunities. VESO provides employment readiness assistance to veterans, encourages veterans to attend career and resource fairs and provides resume coaching information.

## IV. Conclusions

An array of vocational and educational opportunities are available to veterans and veterans suffering from the effects of PTSD. Research shows that in general, PTSD veterans have a harder time adapting to civilian life and in securing rewarding employment than other veterans. The Veterans Administration provides a broad array of assistance for disabled veterans who are in need. Disabled veterans can also take advantage of regular benefits provided to nay veteran such as G.I. Bill educational opportunities.

Veterans at all levels of disability (severe, moderate, and slight) may benefit from veteran services. As an "invisible wound" PTSD has proven to be a particularly vexing issue to the therapeutic establishment. Skeptics continue to questions the legitimacy of some diagnoses and point to incentives of veterans to access monthly payments. Numerous anecdotal evidence suggests that some veterans may be "gaming" the system in order to receive monthly compensation checks. The Veterans Administration must balance their fiduciary responsibilities to be prudent in awarding benefits with their therapeutic responsibilities to responsibly treat, remunerate and heal. Some existing resources of the Veterans Administration are already given to programs whose goal is to return veterans to the workforce. A preponderance of research suggests that since gainful employment has meaningful impact on PTSD sufferers (in terms of social interaction, self-esteem, reduced symptomology, and general well-being) these resources are well spent. Given the potential for positive impacts it may be beneficial to assign an even higher priority and more resources to job training and placement as an efficacious strategy in mitigating the ill effects of PTSD.

**Referencje**

Adler, D. A., Possemato, K., Mavandadi, S., Lerner, Chang, H., Klaus, J. … Oslin, D. (2011). Psychiatric status and work performance of veterans of Operations Enduring Freedom and Iraqi Freedom. *Psychiatric Services*, 62, 39–46.

Altschuler, G. & Blumin, S. (2009). *The GI bill: A new deal for veterans*. New York: Oxford University Press.

Auerbach, E. S. & Richardson, P. (2005). The long-term work experiences of persons with severe and persistent mental illness. *Psychiatric Rehabilitation Journal*. 28, 267–273.

Bluestein, D. L. (2008). The role of work in psychological health and well-being: A conceptual, historical, and public policy perspective. *American Psychologist*, 63(4), 228-40.

Callaghan, P. M. (2008, August 1). The Road to a Better GI Bill. *The American Legion*, Retrieved September 4, 2019 from https://www.legion.org/education/911gibill.

CBS. (2008). How The GI Bill Changed America. Retrieved September 18, 2009 from https://www.cbsnews.com/news/how-the-gi-bill-changed-america/.

Koenen, K. C., Stellman, J. M., Stellman, S. D., & Sommer, J. (2003). Risk factors for course of posttraumatic stress disorder among Vietnam veterans: A 14-year follow-up of American Legionnaires. *Journal of Consulting and Clinical Psychology*, 71, 980–986.

Leddy, C. (2009). A critical look at the GI Bill's impact. boston.com, Retrieved September 17, 2019 from http://archive.boston.com/ae/books/articles/2009/09/10/.

Marcus, J. (2017a, April 21). Community Colleges Rarely Graduate the Veterans They Recruit. *The Atlantic*, Retrieved September 16, 2019 from https://www.theatlantic.com/education/archive/2017/04/why-is-the-student-veteran-graduation-rate-so-low/523779/.

Marcus, J. (2017b, February 24). Despite family and work commitments, student veterans outpace classmates. Retrieved September 16, 2019 from https://hechingerreport.org/despite-family-work-commitments-student-veterans-outpace-classmates/.

Menna, A. (2019). Post Traumatic Stress Disorder and the Workplace. *Gift from Within*, Retrieved September 19, 2019 from www.giftfromwithin.org/html/PTSD-Workplace-What-Employers-Coworkers-Need-To-Know.html.

Mettler, S. (2012). How the G.I. Bill built the middle class and enhanced democracy. Scholars Strategy Network, Retrieved September 30, 2019 from https://scholars.org/sites/scholars/files/ssn_key_findings_mettler_on_gi_bill.pdf.

Mueser, K. T., Essock, S. M., Haines, M., Wolfe, R., & Xie, H. (2004). Posttraumatic stress disorder, supported employment, and outcomes in people with severe mental illness. *CNS Spectrums*, 9(12), 913–25.

Pittalwala, I. (2017, March 16). Study Highlights Challenges Veterans Face When Transitioning From the Battlefield to the Classroom. *UCR Today*, Retrieved September 16, 2019 from https://ucrtoday.ucr.edu/45481.

Ramchand, R., Rudavsky, R., Grant, S., Tanielian, T., & Jaycox, L. (2015). Prevalence of, risk factors for, and consequences of posttraumatic stress disorder and other mental health problems in military populations deployed to Iraq and Afghanistan. *Current Psychiatry Reports*, 17(5), 37.

Resnick, S. G., & Rosenheck, R. (2007). Dissemination of supported employment in Department of Veterans Affairs. *Journal of Rehabilitation Research & Development*, 44(6), 867-878.

Rosenheck R, Stolar, M., & Fontana A. (2000). Outcomes monitoring and the testing of new psychiatric treatments: Work therapy in the treatment of chronic post-traumatic stress disorder. *Health Services Research*, 35(1 Pt 1), 133–51.

Savoca E., & Rosenheck, R. (2000). The civilian labor market experiences of Vietnam-era veterans: The influence of psychiatric disorders. *Journal of Mental Health Policy Economics,* 3(4), 199-207.

Smith, M. W., Schnurr, P. P., & Rosenheck, R. A. (2005). Employment outcomes and PTSD symptom severity. *Mental Health Services Research*, 7(2), 89-101.

The American Legion. (2015). Recounting the history of veterans benefits. Retrieved September 17, 2019 from https://www.legion.org/washingtonconference/226244/recounting-history-veterans-benefits.

The G.I. Bill. The Oxford Companion to American Military History. Retrieved September 04, 2019 from Encyclopedia.com: https://www.encyclopedia.com/history/encyclopedias-almanacs-transcripts-and-maps/gi-bill.

U.S. Department of Veterans Affairs. (2019). Information for Veterans - Compensated Work Therapy. Retrieved August 21, 2019 from https://www.va.gov/HEALTH/cwt/veterans.asp.

VA.org. (2018-2019). Work-Therapy (CWT) and Compensated Work-Therapy Transitional Residence (TR) Programs. Retrieved September 17, 2019 from https://va.org/work-therapy-cwt-and-compensated-work-therapytransitional-residence-tr-programs/.

Zef, S. (n. d.). 9 Best Jobs For People With PTSD. Retrieved August 29, 2019 from https://confinedtosuccess.com/jobs-for-people-with-ptsd/.

Zivin, K., Bohnert, A. S., Mezuk, B., Ilgen, M. A., Welsh, D., Ratliff, S. … Kilbourne, A.M.

(2011). Employment status of patients in the VA health system: implications for mental health services. *Psychiatric Services*, 62(1), 35-38.

# Chapter 6 Assessment of Treatments and Public Policy Recommendations

## I. Strengths of Treatments Approaches

According to the U.S. Veterans Administration trauma survivors can feel safe in the world and live happy and productive lives through treatment: treatments for PTSD include psychotherapy (talk therapy) or medication. The VA maintain that trauma focused psychotherapies are most highly recommended; these treatments focus on recovering memory of a traumatic event and using various techniques to process the traumatic experience. Some trauma-focused therapies involve visualizing, talking, or thinking about the traumatic memory; other treatments focus on changing unhelpful beliefs about the trauma. Typical psychotherapy for PTSD can last about eight to sixteen sessions.

The trauma-focused psychotherapies with the strongest evidence of success are Prolonged Exposure (PE) Cognitive Processing Therapy (CPT) and Eye Movement Desensitization and Reprocessing (EMDR). CPT involves talking about negative thoughts as well as writing assignments that helps clients make sense of their trauma. EMDR involves calling the trauma to mind while paying attention to a back-and-forth movement or sound such as a finger waving side to side, a light, or a tone (U.S. Department of Veteran Affairs, n.d.a). The Veterans Administration also recommends various other types of trauma-focused psychotherapy. Among the other recommended treatments are: Brief Eclectic Psychotherapy (BEP), Narrative Exposure Therapy (NET), Written Narrative Exposure, and Specific Cognitive Behavioral Therapies (CBTs) for PTSD. In Brief Eclectic Psychotherapy clients practice relaxation skills, recall details of the traumatic memory, reframe negative thoughts about the trauma, write a letter about the traumatic event, and hold a farewell ritual to leave trauma in the past. Narrative Exposure Therapy (NET) allows clients to talk through stressful life events in order (from birth to the present day) and put the stressful events together into a unified story. Written Narrative Exposure involves writing about the trauma during sessions. Clients complete the writing alone and at the end of the session briefly discuss any reactions to the writing assignment. Specific cognitive behavioral therapies (CBTs) for PTSD helps clients to learn how to change unhelpful behaviors or thoughts (U.S. Department of Veteran Affairs, n.d.a).

Medications for PTSD patients are prescribed by physicians at the Veterans Administration. According to the VA, some of the same medications used for treating depression and anxiety are helpful in treating PTSD. These medications include the antidepressants SSRIs (selective serotonin reuptake inhibitors) and SNRIs (serotonin-norepinephrine reuptake inhibitors) that affect the level of naturally occurring chemicals in the brain. The VA recommends four antidepressant medications: Sertraline (Zoloft), Paroxetine (Paxil), Fluoxetine (Prozac) and Venlafaxine (Effexor). Other types of antidepressant medications are also available, but these four (Zoloft, Paxil, Prozac and Effexor) are recommended as the most effective for PTSD. Other medications include: Nefazodone (Serzone), Imipramine (Tofranil), and Phenelzine (Nardil). Additional options include complementary and integrative medical approaches (yoga, meditation, or acupuncture), biological treatments (hyperbaric oxygen therapy or transcranial magnetic stimulation), or online treatment programs. These treatments, however, do not have strong research to support them.

The National Center for PTSD of the Veterans Administration notes that various treatments are effective in mitigating the negative effects of PTSD. For example, the National Center for PTSD asserts on its official website that for every 100 people with PTSD who receive a trauma-focused therapy (such as Cognitive Processing Therapy), 53 will no longer have PTSD after about three months. For every, 100 people with PTSD who receive a trauma-focused therapy (such as Eye Movement Desensitization and Reprocessing) and Prolonged Exposure 53 will no longer have PTSD after about three months. For every 100 people with PTSD who receive an SSRI/SNRI, 42 will no longer have PTSD after about three months. These proportions represent the number of people who will no longer have enough symptoms to meet criteria for PTSD. Veterans may still have some PTSD symptoms, but according to the National Center, in most cases, these symptoms will be manageable and will not occur very often (U.S. Department of Veterans Affairs, n.d.b).

Psychotherapy entails are relatively short treatment period: three months for cognitive processing therapy and prolonged exposure, two to three months for Eye Movement Desensitization & Reprocessing. With regard to medications, the VA contends that patients may start to feel better in about four to six weeks after intake. Patients, however, will need to keep taking the medication to continue receiving benefits. An advantage of medication is accessibility. The availability of drug treatment is high, compared to other treatments. The availability of cognitive processing therapy is considered moderate as well as for prolonged exposure therapy. The availability for Eye Movement Desensitization & Reprocessing therapy, however, is low.

Some studies indicate considerable success in treating PTSD patients. For example, controlled studies in the literature examining the efficacy of Prolonged Exposure (PE) Therapy found that 60 percent to 95 percent of participants who received PE no longer met criteria for PTSD following treatment (Foa, Rothbaum, & Furr, 2003). Resnick et al. (2008) found that cognitive processing therapy delivered for only 6 weeks (2 hours of therapy per week) resulted in substantially improved conditions.

Rothbaum, Gerardi, Bradley, & Friedman (2011, p. 223) assert that medication holds many advantages and remains a major clinical option to treat PTSD for a number of reasons.

First, medication has shown to be effective. In one study complete remission was observed in approximately 30 percent of patients. SSRIs reduced PTSD re-experiencing, avoidance, numbing, and hyper-arousal. In addition, the drugs appeared to promote improvement in quality of life. Rothbaum et al. found that when treatment was extended, 55 percent of those who were not classified as responding to treatment subsequently exhibited complete remission. In total, approximately two thirds of all participants had a clinically significant state of rest after 36 weeks (Londborg et al. 2001). Second, according to Rothbaum et al. note that medication is useful in treating depression and anxiety that often accompany PTSD. Third, medication is generally accepted by patients. Fourth, medications are more easily obtained than cognitive behavior therapy (CBT) since there are so many more prescribing clinicians than qualified behavioral therapy psychotherapists. One study found that in VA settings, only 10 percent to 20 percent of practicing psychotherapists were qualified to provide CBT treatment (Rosen et al., 2004).

The greatest promise for treatment of PTSD appears to be in psychotherapy, with treatments such as prolonged exposure and cognitive processing therapy (Moore & Penk, 2011, p. 3). Published research has shown large positive effects for these treatments with the majority of individuals achieving a loss of diagnosis (remission) or exhibit clinically significant symptom reduction (Peterson, Foa, & Riggs, 2011, p. 42). The strength of prolonged exposure (PE) therapy is located in its effectiveness as identified in randomized control trials. Research indicates that patients treated with exposure therapy are unlikely to relapse after treatment and they experience improvements in work, social functioning, sleep and depression. PE is seen as both tolerable and effective; it can be easily disseminated. Studies have also found that PE can be implemented under circumstance that might be advantageous to the military. Peterson, Foa &

Riggs (2011, p. 51) conclude, "PE is a very effective and well-researched PTSD treatment that is easy to disseminate, well tolerated by patients, and versatile enough to use both in the deployment setting and in patients with comorbid TBI" [traumatic brain injury].

Cognitive processing therapy (CPT) represents another highly recommended treatment. It has been endorsed as a best practice model in the Veterans Health Administration clinical practice guidelines and is being increasingly employed in clinical settings with men and women in the armed forces. CPT originally was tested on survivors of sexual assault who suffered from PTSD, however, its efficacy has been demonstrated across various types of trauma including military related traumatic events (Chard, Schumm, Owens, & Cottingham, 2010). A strength of CPT treatment relates to its ability to treat a variety of traumatic events beyond combat trauma. Clients can address numerous personal traumatic incidents within the same treatment. In addition, cognitive processing therapy can be provided in a number of different formats including group therapy, individual therapy or a combination of the two types. Delivering CPT in a group format allows service members to begin to trust others in social settings and decreasing the isolation often found in traumatized individuals (Williams, Galovski, Kattar, & Resnick, 2011, p. 66).

Scholars recognize the effectiveness of CPT for treating military personnel who plan to reenter combat zones in the future. Service members learn cognitive skills that may be helpful when facing subsequent deployments. A potential outcome of CPT is that clients learn to differentiate between dangerous combat situation and safe civilian situations. A goal of CPT is for service members to retain their hypervigilance for combat situations but gain more control over when not to employ those skills. CPT seeks to help service members reconcile internal conflicts such as acts of violence directed toward members of society (p. 67).

## II. Słabe strony podejścia do leczenia

Evidence for effective treatment of PTSD is inconclusive, yet some research has been completed. In 2007, the Department of Veteran Affairs commissioned the Institute of Medicine (IOM) to review the efficacy of psychological and pharmacological treatments for PTSD. The IOM reviewed 90 randomized clinical trials that focused on PTSD outcomes and concluded that based on their criteria of success that there was insufficient evidence to support the efficacy of pharmacological intervention for PTSD. The study maintains that exposure therapy was the only psychotherapeutic treatment shown to have sufficient evidence to support its use for PTSD. Moore and Penk (2011, p. 3) decry the paucity of clinical evidence relating to PTSD treatments. They conclude that "evidence for both pharmacological and psychotherapeutic treatments is lacking, particularly in active-duty and veteran populations." These authors note that "too often clinical work is based on clinician preferences or prior training, marketing from pharmaceutical companies, and alliances with specific theoretical 'camps' rather than on data from scientific studies" (p. 3).

Not all treatments for PTSD are equal. As discussed in Chapter 3, only the selective serotonin reuptake inhibitor (SSRI) medications sertraline (Zoloft), and paroxetine (Paxil) are approved by the Food and Drug Administration (FDA) for PTSD treatment. Nevertheless, patients receive other drugs such as tranquilizers/benzodiazepines despite VA guidelines specifically advising against the use of these drugs for treating PTSD. In contrast to the FDA, the Veterans Administration officially recommends four antidepressant medications to treat the symptoms of PTSD. Medications, however, treat PTSD symptoms but only therapy can treat the underlying causes of the symptoms. When physicians treat patients with medication alone, patients need to keep taking the preparations. Some doctors prescribe benzodiazepines (or benzos) but according to the National Center for PTSD these drugs are not a good treatment for PTSD since they can be addictive, cause other mental health problems, and make PTSD therapy less effective (National Center for PTSD, 2019).

Some PTSD studies suggest that positive effects of treatments may be temporary. In a large multi-sample randomized clinical trial (RCT) of PE versus other treatment, Schnurr et al. (2007) found that those in PE treatment evidenced greater reduction in symptoms at a 3 month follow up, and were less likely to meet the diagnostic criteria for PTSD. The positive effects, however, disappeared after 6 months. In addition to these ony temporary results, research finds various risks accompany Prolonged Exposure Therapy. Foa, Hembree, & Rosenbaum (2007, p. 16) note that the primary risks associated with PE therapy are discomfort and emotional distress when confronting anxiety provoking images, memories and situation in treatment. In order to mitigate these risks therapists can monitor the client's distress and intervene when necessary to modulate the level of discomfort. Therapists should explain that disclosing trauma related information and processing painful experiences can cause increased emotional distress. This can also lead to a temporary exacerbation of PTSD, anxiety, and depression. The worsening of conditions is described to clients as "feeling worse before feeling better." While there is no effect for some clients, research indicates a handful of case reports of symptoms worsening.

Prolonged Exposure therapy requires a considerable time commitment on the part of the patient. According to standard protocol, patients should attend one or two 90 minute sessions per week for a total of 10-12 sessions. This can be challenging for service members who have busy and tightly scheduled work days. Another concern is the stigma associated with seeking any type of mental health treatment in the military (Peterson, Foa, & Riggs, 2011, p. 51).

Cognitive Processing Therapy involves emotions, however, the inherent nature of military training requires that a combatant contain emotions. This style of coping with distress in turn often hinders recovery from symptoms of trauma. Military culture sends the message that emotion equates with weakness. Therefore, needing treatment may be interpreted to mean that one is incapable of handling situations on his or her own (Williams, Galovski, Kattar, & Resnick, 2011, p. 67).

Utilization of treatment remains a concern. Research indicates that despite mental health problems only one quarter to one half of U.S. service members who acknowledge mental health problems seek treatment (Hogue, et al., 2004; Milliken Auchterlonie, & Hogue, 2007). A RAND Corporation study found that only half of returning veterans with probable PTSD or depression sought treatment from a provider and of those seeking treatment only 30 percent received minimally adequate treatment (Schell & Marshall, 2008). The RAND study surmised that common barriers to care fell into three categories: 1) logistical barriers, such as difficulty scheduling appointments, 2) institutional and cultural barriers, such as harm to careers, and 3) beliefs about and preferences for treatment, such as treatment being effective.

Factors of particular concern as impediments to utilization include: confidentiality, harm to careers and concern for future security clearance. Other barriers to mental health care among veterans with serious mental illnesses included the preference to solve problems themselves, believing the problems would go away by themselves, and viewing treatment as ineffective. Women perceived the lack of women specific services as an impediment (Stecker & Fortney, 2011, p. 246).

Some models of lower than expected utilization focus on stigma. In one model of barriers to mental health in the military, service members who experience mental health problems may internalize problems and thereby produce "self-stigma" which leads to poor self-esteem. This, in turn, inhibits seeking mental health assistance. The seeking of mental health care becomes even less likely when factors such as insufficient time, scarce resources, and difficulty with transportation are relevant (Greene-Shortridge, Britt, & Castro, 2007).

Stigma remains a serious inhibitor of treatment. The concept of "self-help" can also deter treatment. Many service members recognize the need for help but believe that they should handle their symptoms and problems on their own. Many do not believe that professional treatment will work for them. Some do not wish to be treated because they do not want to talk about things that are painful to them (Stecker & Fortney, 2011, p. 249).

Education and work are traditional means of self-help; these outlets can lead to coping with illness and assuaging symptoms of trauma experienced in war. Throughout time, leaders have recognized the healing power of work and internal strength. Penk, Little, & Ainspan (2011, p. 179) state, "To cite but a few among thousands of example, St. Benedict, in coping with the ravages of war in the sixth century, founded his monastic order on Monte Cassino with the premise 'Ora et Labora' ('pray and labor'). The benefits of work and having a sense of mission have long been acknowledged as essential for effectively coping with illness and trauma."

Mollica (2006, p. 94) argues that there is a healing force hidden in all people that is always striving for survival. This force is one of the human organism's natural responses to psychological illness and injury. Self-healing occurs at the psychological level when the mind can construct new meanings out of trauma; at that point behaviors are implemented that can help a traumatized person cope with their emotions. Mollica explains that a person's very concept of the world can be destroyed by a traumatic event. Following the event, they can either restore their old conceptions or create a new one. According to Mollica (p. 104), however, the medical profession may act a barrier to self-healing since professionals do not recognize, appreciate and encourage the process. Professionals may object to asking about trauma since they fear opening up a Pandora's Box. They fail to see a patient's innate healing process because they are focused on their own medical interventions. Mollica states (p. 105), "The patient's efforts become a sideshow to the enormous medical apparatus that the doctor brings to bear. According to the profession, a brief visit with a doctor is the single most important step in the patient's healing process. ... Because medical practitioners rarely step out of their offices to discover what patients are doing in their everyday lives, the patients' intrinsic healing processes are trivialized or ignored."

## III. PTSD Policy Changes and Recommendations for the Future

The trend in PTSD policy is to recognize PTSD as a legitimate health ailment and to facilitate compensation. In July 2010, the Department of Veterans Affairs (VA) simplified the process of obtaining veterans' disability compensation for veterans with posttraumatic stress disorder (PTSD) who served in combat zones but not in combat roles. The new rule applied to all veterans and simplified the process of obtaining disability benefits for veterans with PTSD. The new regulation stipulates that the VA can grant disability benefits to veterans with a diagnosis of PTSD if they can prove they served in a combat zone in a job consistent with PTSD-causing events. The trauma claimed by the veteran could relate to fear of hostile activity that is consistent with the places, types, and circumstances of the veteran's service. Before the new rule, noncombat zone veterans had to prove that a specific "hostile military activity" caused their PTSD to receive disability compensation. Recent research indicates that the easing of eligibility rules led to an increase in compensation among veterans who served in combat zones but not in combat roles. The change may also have led to reduced stigma among veterans with regard to reporting cognitive disability (Contreary, Tennant, & Ben-Shalom, 2017, p. 141).

The data indicates a steady rise in disability compensation after 2010. The change in PTSD regulations at least partially contributed to this rise. The Congressional Budget Office (CBO) calculates that the annual number of new disability awards more than tripled between 2000 and 2013 and the total number of recipients increased by nearly 55 percent, from 2.3 million to 3.5 million (Congressional Budget Office, 2014). The growth in disability recipients has led to sharply rising expenditures, from $20 billion in fiscal year 2000 to $54 billion in 2013. Much of the growth in payments comes from veterans who served in the Vietnam War, the Gulf War, in Iraq and Afghanistan. Kevlar helmets and body armor have increased the numbers of trauma survivors who may develop PTSD. The decrease in the mortality rate due to improved protection and treatment has led to a new generation of veterans with chronic care needs, including PTSD (Spelman, Hunt, Seal, & Burgo-Black, 2012).

Policy changes appear to have had a direct impact on disability claims. Contreary, Tennant, & Ben-Shalom (2017, p. 147) conclude that it appears that the 2010 policy change achieved its goal of making it easier for veterans who served in combat zones and experienced trauma to receive disability compensation whether or not they served in combat roles. Other policy actions also played a role in increasing claims. In 2012, President Barack Obama issued an Executive Order calling for improved access to mental health services for veterans, active service members, and military families. The Executive Order likely increased the number of veterans who were able to receive diagnoses for PTSD and apply for benefits.

The long-term policy implications of policy changes on the health of veterans and expense to taxpayers will depend on various factors including access and availability of treatment for veterans as well as its effectiveness in reducing disabilities associated with PTSD. According to the Veterans Administration, by 2013, after the Obama Executive Order, the VA hired 1,600 new mental health professionals (U.S. Department of Veterans Affairs, 2013), expanded the capacity of its crisis line for veterans, improved collaboration with community mental health providers, and taken a number of other steps to improve access and care. These efforts could affect benefit enrollment in two ways. On the one hand, enrollment could increase because of a rise in PTSD diagnoses. On the other hand, enrollment could decline by ensuring access to treatment for affected veterans. Both of these effects have the potential to strengthen the safety net and improve care for veterans with PTSD (p. 147).

Policy alternatives, however, seem to minimize the disincentives that disability benefits may have on employment. Making it easier to obtain a disability based on a PTSD diagnosis may demotivate veterans who then transition to becoming permanent wards of the state. The financial costs of this outcome is significant. A 100 percent-disabled veteran with two parents in 2019 would receive around $3,240 a month tax free income or $38,880 a year. Assuming that the discharged veteran was 25 years old and would live out the average life expectancy of 76.1 years for a U.S. male in 2019, the long-term costs to taxpayers of a single PTSD diagnosis at 100 percent would be almost two million dollars ($1,985,768). This figure, however, would be significantly higher once future cost of living increases are considered.

A disjuncture exists between claims of success in treating PTSD, length of time for effective treatment to occur, evidence of successful PTSD treatment, and the growing numbers of veterans who receive compensation for PTSD. According to the Veterans Administration, between 1990 and 2018, the veteran population has been declining while the number of veterans with a service-connected disability has been on the rise. While the numbers of veterans declined from about 28 million in 1990 to about 19 million in 2018, the numbers of service connected disabled veterans increased by 117 percent. This rise accelerated after 2010 when the VA changed its regulations regarding PTSD. In recent fiscal years, veterans granted disability compensation for the first time have also received higher initial ratings compared with those who were granted compensation in prior years (U.S. Department of Veteran Affairs, 2019).

Interpretations and policies of the government undoubtedly has had an effect on veterans. Public policy is always a tradeoff between competing choices that affect people. Loosening disability compensation in an effort to reduce the number of false negatives (incorrectly denying legitimate impairments) increases the probability of false positives (incorrectly awarding a benefit to those that do not qualify). The loose awarding of benefits might be justified on the grounds that a wealthy nation can afford to err on the side of generosity to those who have made sacrifices for the benefit of collective society. This argument, however, does not adequately consider various factors. First, there is a fiduciary responsibility to use public funds judiciously. Second, incorrect awarding of disability compensation can erode the credibility of the compensation system and lead to cascading abuses. Third, loose awarding can shift money and attention away from veterans with legitimate disabilities. Fourth, awarding of compensation may act as a disincentive to veterans who could contribute significantly to society through gainful employment.

The following recommendations are offered in order to address possible weakness in the current system:

1. Expand the job assessment and placement component of the VA health care system
2. Expand transitional training for veterans suffering from PTSD

3. Assess the severity of PTSD after implementing approved PTSD treatments (such as exposure therapy)
4. Explore the possibility of shifting PTSD treatment of veterans away from the pharmacological approach to evidence based psychological treatment such as exposure therapy
5. Choose PTSD treatments based on scientific inquiry and evidence based research.
6. Resist the temptation to adopt treatments advocated by politicians (e.g. medical marijuana) or pharmaceutical companies (e.g. benzodiazepines) rather than adopt treatments based on clinical trials.

The PTSD healing community must come to grips with some fundamental questions. They must address the question of whether they believe there is a “cure” for PTSD. If the “cure” is defined by the absence of disabling conditions or the presence of only a few conditions, policy makers must agree upon the threshold for delineating the PTSD condition. If as much of the literature contends, PTSD conditions can be ameliorated then compensation awards should consider the effects of treatments prior determining the extent of disability. Awarding of false positives risks not only burdening taxpayers but eviscerating the potential of recipients and the contributions they could have in theory made to the broader society.

Public policy falls within the domain of politics and interest group behavior. Policy choices have the effect of enhancing the standing of some groups and diminishing the standing of others. As noted in this book, the PTSD designation has been highly tinged by political concerns advanced by the therapeutic community. Emphasis on pharmacological versus psychological or other treatments has real consequences for pharmaceutical companies and others. Choices should made based on objective studies of clinical results rather than by political or private sector pressure.

## IV. Wnioski

Policy makers must carefully consider the implications of their preferences. The military in the past has considered trauma-based disabilities (such as PTSD) as punishable conduct. At other times trauma based symptoms are seen as true disabilities (e.g. "invisible wounds"). Policy makers alternatively applied the punitive and therapeutic perspectives. The 2010 policy change of the VA clearly reflected the dominance of the therapeutic paradigm in recent times. This paradigm has advantages in terms of benefits to the "healing community" of well compensated professional. An easing of requirements to qualify for disability compensation also carries imprimatur of "humane" concern for the disabled and assures policymakers of the virtue of their behavior. Some argue that a wealthy nation can afford to compensate those who sacrificed in the name of others and paid a price in the changes of their mental state.

While the VA asserts on some of its official websites that numerous treatments are highly successful in reducing the number of symptom that are associated with PTSD, at the same time the VA expands access to disability benefits. If PTSD treatments are successful, however, one must inquire why do veteran disability numbers continue to expand? Access to permanent benefits, ironically may have the perverse effect of diminishing healthy outcomes for patients who fear that being "cured" will eliminate their only source of stable income. Paradoxically, the paternalism of policy makers who feel obliged to extend disability benefits to veterans may have the effect of keeping patients from enjoying more fruitful, richer, and more fulfilling lives than they could on the public dole.

**Referencje**

Chard, K. M., Schumm, J. A., Owens, G. P., & Cunningham, S. M. (2010). A comparison of OEF and OIF veterans and Vietnam veterans receiving cognitive processing therapy. *Journal of Traumatic Stress*, 23(1), 25-32.

Congressional Budget Office. (2014). Veterans' disability compensation: Trends and policy options. Retrieved September 19, 2019 from https://www.cbo.gov/sites/default/files/113th-congress-2013-2014/reports/45615-VADisability_OneCol_2.pdf.

Contreary, K., Tennant, J., & Ben-Shalom,Y. (2017). Impacts of the 2010 VA PTSD Rule Change on Veterans' Disability Compensation and Reported Cognitive Disability. *Journal of Disability Policy Studies*, 28(3), 141–149.

Foa,, E. B., Hembree, E. A., & Rothbaum, B. O. (2007). *Prolonged exposure therapy for PTSD: Emotional processing of traumatic experiences*. New York: Oxford University Press.

Foa, E. B., Rothbaum, B. O., & Furr. J. M. (2003). Is the efficacy of exposure therapy for posttraumatic stress disorder augmented with the addition of other cognitive behavior therapy procedures? *Psychiatric Annals*. 33, 47-53.

Greene-Shortridge, T. M., Britt, T. W., & Castro, C. A. (2007). The stigma of mental health problems in the military. *Military Medicine*, 172, 157-161.

Hogue, C. W., Castro, C. A., Messer, S. C., McGurk, D., Cotting, D. I., & Koffman, R. L. (2004). Combat duty in Iraq and Afghanistan, mental health problems, and barriers to care. *The New England Journal of Medicine*, 351, 13-22.

Longbborg, P. D., Hegel, M. T., Goldstein, D., Himmelhoch, J. M., Maddock, R., … Farfel, G. M. (2001). Sertraline treatment of posttraumatic stress disorder: Results of weeks of open-label continuation treatment. *The Journal of Clinical Psychiatry*, 62, 325-331.

Milliken, C. S., Aucherterlonie, M. S., & Hogue, C. W. (2007). Longitudinal assessment of mental health problems among active and reserve component U.S. service members returning from the Iraq war. *Journal of the American Medical Association*, 298, 2141-2148. .

Moore, B. A., & Penk, W. E. (2011). PTSD in the military. In B. A. Moore, and W. E. Penk, (Eds). *Treating PTSD in military personnel: A clinical handbook* (pp. 1-5). New York: The Guilford Press.

National Center for PTSD. (2019). Understanding PTSRD and PTSD Treatment. Retrieved September 19, 2019 from https://www.ptsd.va.gov/publications/print/understandingptsd_booklet.pdf.

Peterson, A. L., Foa, E. B., & Riggs, D. A. (2011). Prolonged exposure therapy. In B. A. Moore, and W. E. Penk, W. (Eds). *Treating PTSD in military personnel: A clinical handbook* (pp. 42-58). New York: The Guilford Press.

Penk, W. E., Little, D., & Ainspan, N. (2011). Psychosocial rehabilitation. In B. A. Moore, and W. E. Penk, (Eds). *Treating PTSD in military personnel: A clinical handbook* (pp. 173-194). New York: The Guilford Press.

Resnick, P. A., Galovski, T. A., Uhlmansiek, M. O., Scher, C. D., Clum, G. A., & Young-Xu, Y. (2008). A randomized clinical trial to dismantle components of cognitive processing theory for posttraumatic stress disorder in female victims of interpersonal violence. *Journal of Consulting and Clinical Psychology*, 70, 867-879.

Rosen, C. S., Finney, H. C., Greenbaum, M. A., Moos, R. N., Sheikh, J. I., & Yesavage. J. A. (2004). VA practice patterns and practice guidelines for treating posttraumatic stress disorder. *Journal of Traumatic Stress*, 17, 213-222.

Rothbaum, B. O., Gerardi, M., Bradley, B., & Friedman, M. (2011). Evidence-based treatments for posttraumatic stress disorder in Operation Enduring Freedom and Operation Iraqi Freedom military personnel. In J. I. Ruzek, P. P. Schnurr, J. J. Vasterling, & M. J. Friedman, (Eds.), *Caring for veterans with deployment related stress disorders: Iraq, Afghanistan and beyond.* (pp. 215-239).Washington, DC: American Psychological Association.

Schell, T. L. & Marshall, G. N. (2008). Survey of individuals previously deployed for OEF/OIF. In T. Tanielian & L. H. Jaycox (Eds.), *Invisible wounds of war: Psychological ad cognitive injuries, their consequences, and services to assist recovery*. Santa Monica, CA: RAND Corporation.

Schnurr, P. P., Friedman, M. J., Foy, D. W., Shea, M. T., Hsieh, F. Y., Lovori, P. W., ... Bernardy, N. (2003). Randomized trial of trauma-focused group therapy for posttraumatic stress disorder. *Archives of General Psychiatry*, 60, 481-489.

Spelman, J., Hunt, S., Seal, K., & Burgo-Black, A. (2012). Post deployment care for returning combat veterans. *Journal of General Internal Medicine*, 27, 1200–1209.

Stecker, T., & Fortney, J. (2011). Barriers to mental health treatment engagement among veterans. In J. I. Ruzek, P. P. Schnurr, J J. Vasterling and M. J. Friedman, (Eds.). *Caring for veterans with deployment related stress disorders: Iraq, Afghanistan, and beyond* (pp. 243-250. Washington, DC: American Psychological Association.

U.S. Department of Veterans Affairs. (2013). VA hires over 1600 mental health professionals to meet goal, expands access to care and outreach efforts, directs nationwide community mental health summits. Retrieved September 19, 2019 from http://www.va.gov/opa/pressrel.

U.S. Department of Veterans Affairs. (2019). Statistical Trends: Veterans with a Service Connected Disability, 1990 to 2018. Retrieved September 20, 2019 from https://www.va.gov/vetdata/docs/Quickfacts/SCD_trends_FINAL_2018.pdf.

U.S. Department of Veteran Affairs. (n.d.a). PTSD: National Center for PTSD: PTSD Treatment Basics. Retrieved September 18, 2019 from https://www.ptsd.va.gov/understand_tx/tx_basics.asp.

U.S. Department of Veteran Affairs. (n.d.b). PTSD: National Center for PTSD: Treatment Comparison Chart. Retrieved September 19, 2019 from https://www.ptsd.va.gov/apps/decisionaid/compare.aspx.

Williams, A. M., Galovski, T. E., Kattar, K. A., & Resnick, P. A. (2011). Cognitive processing therapy. (pp 59-73), In B. A. Moore, and W. E. Penk, W. (Eds). Treating PTSD in military personnel: A clinical handbook. New York: The Guilford Press.

# Chapter 7 Conclusions

## I. Costs of PTSD

PTSD is not new or a unique phenomenon. As previously, stated military conflicts in the past produced significant trauma among those exposed to the shocks of war. In other times people assigned names such as "shell shock," "combat fatigue," "soldiers' heart," and "war neurosis," to what we call posttraumatic stress disorder (PTSD) today. Recently PTSD received much attention as veteran disability costs accelerate and more soldiers return from wars in Iraq and Afghanistan apply for benefits.

Statistics vary widely in terms of the numbers of U.S. soldiers affected by PTSD. Methodological and conceptual factors in specific studies are the source of divergent estimates. According to the U.S. Veterans Administration, the number of Veterans with PTSD varies by conflict. They estimate that for the Iraq and Afghanistan wars about 11-20 out of every 100 veterans have PTSD in a given year. For the Gulf War the figures are about 12 out of every 100 Gulf War Veterans. About 15 out of every 100 Vietnam Veterans received a PTSD diagnosis in the late 1980s. The National Vietnam Veterans Readjustment Study (NVVRS) estimated that about 30 out of every 100 of Vietnam Veterans have had PTSD in their lifetime (U.S. Department of Veteran Affairs, 2018).

Conflicting narratives underscores the view that the numbers of PTSD veterans remains heatedly debated and continues to polarize trauma researchers as well as the therapeutic community. The stakes of assessing the prevalence of PTSD are high in terms of monetary payments to veterans, research allocations to institutes and helping professionals. Richardson, Frueh & Acierno (2010) note that disagreement on PTSD numbers exist, however, regardless of the true prevalence of combat-related PTSD, the disorder is associated with severe functional impairment, high co-morbidity with other psychiatric disorders and reduced quality of life for the veterans who suffer from it. They conclude that PTSD represents a significant and costly illness to veterans, their families, and society as a whole.

In the early 2000s, total payments for PTSD claims increased at a much higher pace than payments for other disabilities (Koven, 2017, p. 502). In 2010, the VA placed fewer constraints on requirements for receiving disability compensation for post-traumatic stress disorder. After 2010, veterans no longer had to provide proof that an event that caused PTSD occurred. This rule change applied not just to combat veterans but for all veterans who experienced fear of hostile or terrorist activity. By 2016, PTSD was the third most common disability compensated for veterans from all wars; it is the most common mental health disorder experienced by those in combat (Nuss, 2019). According to Veterans Administration, the number of veterans from the wars in Iraq and Afghanistan receiving VA treatment for PTSD doubled between 2010 and 2016 (Sisk, 2019). Payments to disabled veterans are significant. According to a Congressional Budget Office report, adjusted for inflation to 2014 dollars, VA disability compensation to veterans amounted to $54 billion in 2013. In 2000, 9 percent of all veterans received disability benefits; by 2013, that proportion had risen to 16 percent. Over the same period, the average real (inflation adjusted) annualized disability payment rose by nearly 60 percent (Congressional Budget Office, 2014).

PTSD costs not only include disability payments but also the cost of medical treatment and lost productivity. A Congressional Budget Office Study estimated that first-year treatment for Iraq and Afghanistan veterans treated through the VA cost more than $2 billion, or about $8,300 per person. Health care costs for veterans with PTSD were 3.5 times higher than costs for those without the disorder (Congressional Budget Office, 2012). PTSD can also take a tremendous toll on families; family members may suffer from depression, anxiety and sleep disturbances related to their family member's PTSD. Spouses and partners may need therapy as a consequence veteran PTSD.

## II. Competing Perspectives of PTSD

There are numerous perspectives of PTSD. The emerging paradigm is that PTSD represents a serious health ailment that can be treated with effective therapy. Brewin (2003, p. 1) posits two major perspectives regarding PTSD that he labels the perspectives of "saviors" and "skeptics." According to the "savior" perspective, after years of neglect the suffering of psychological trauma has at last been recognized in posttraumatic stress disorder. Under this perspective, victims of overwhelming events have a common mental and physical response to the trauma that has nothing to do with personal weakness or vulnerability. Opposing the perspective, "skeptics" question the legitimacy of PTSD as a psychological malady. They question whether counseling and attention has created a "victim culture" and in the process undermined a person's natural resilience in the face of adversity.

Skeptics propose that formal recognition of PTSD was based as much on political as scientific concerns. They contend that changes in the designation of PTSD were in part a response to lobbying on the part of Vietnam veterans and their clinicians. Other groups such as representatives of battered women also had a strong incentive to promote that recognition of suffering brought about by traumatic experiences. Some researchers charged that PTSD was simply a product of the anti-Vietnam war protest movement and supporters within the psychiatric profession. According to this view, PTSD was culturally defined and assigned to soldiers who were taking part in a morally indefensible war. The diagnosis of PTSD shifted the cause of PTSD from the patient to the war itself (Burkett & Whitley, 1998, p. 232).

Skeptics such of Summerfield (2001, p. 96) argue that PTSD is an output of politics with the concurrent development of a "compensation culture." He states that an individualistic, rights conscious culture can foster a sense of grievance and a need for restitution. Therefore PTSD is a diagnosis for an age of disenchantment where social utility is attached more often to expressions of victimhood than survival. Other skeptics charge that symptoms of PTSD such as intrusive thoughts are completely normal reactions to trauma and not evidence of a medical pathology (Field, 1999). Opposing the view of the skeptics, numerous psychiatrist assert that on a physiological level PTSD is distinct from everyday responses to stress. Researchers assert that some cases of PTSD show a distinct biological profile that differentiates the disorder from other responses to stress (Brewin, 2003, p. 42). This suggests that PTSD represents a medical manifestation rather than malingering or cowardice.

Over time interpretations of PTSD differed. In previous eras, traumatic neurosis (symptoms of which today would be recognized as PTSD) centered on the moral character of the patient. Herman (1992, p. 21) notes that in the "traditional" view of the military a normal soldier should glory in war and betray no sign of emotion. Herman states, "The soldier who developed a traumatic neurosis was at best a constitutional inferior human being, at worst a malingerer and coward. Medical writers of the period described these patients as 'moral invalids.' Some military authorities maintained that these men did not deserve to be patients at all, that they should be court-martialed or dishonorably discharged rather than given medical treatment." British psychiatrist Lewis Yealland, the most prominent proponent of the traditionalist view, advocated a treatment strategy based on shaming, threats, and punishment. Patients were excoriated for their laziness and cowardice; some were threatened with court martial.

More progressive attitudes, however, gained ascendency over time. An early champion of humane treatment of traumatic neurosis, W. H. R. Rivers believed that rather than being shamed affected patients should be treated with dignity and respect. Rivers' most famous patient was a young officer who had distinguished himself in combat and gained notoriety for denouncing World War I while still in uniform. The patient was treated by Rivers with the intent to demonstrate the superiority of humane, enlightened treatment over the more punitive traditional approach. Like other treatments the goal of Rivers was to return the patient to combat. The patient returned to combat; the humane treatment was judged a success.

Society's interpretations of PTSD evolved. Horwitz (2018, p. 184) notes that perceptions of PTSD have been transformed from a condition marked by weakness, suspicion, and malingering to a diagnosis that warrants compassion, sympathy, and reward. He argues that efforts that led to the PTSD official designation in 1980 reflected the assumptions and expectations of the "culture of therapy" that arose in the United States in the final decades of the twentieth century. This culture provided legitimacy for many forms of mental illness and stimulated the growth of PTSD. He states, "Trauma culture broadened the definition of what constitutes a 'trauma,' expanded the pool of people who are prone to develop traumas, and called for sympathetic responses to those who were victims of traumatic conditions. Conversely, the tenets of this culture preclude assertions of malingering or other means of taking advantage of mental illness labels, which had limited the widespread recognition of PTSD in the past" (pp. 185-186).

According to Horwitz, a major factor in the "humane treatment" perspective replacing the "malingering" perspective is that of culture. The "therapeutic culture" perspective spread as a condition of the new "therapeutic ethos." This ethos is congruent with a social climate that is attuned to concerns with mental health. It is antagonistic to linking PTSD with traditional notions of cowardice. The healing oriented response to PTSD replaced both stoic attitudes that led the afflicted to bear their wounds silently and the punitive responses to trauma that often prevailed in previous eras. Therapeutic values destigmatized PTSD and allowed sufferers to receive mental health care. Horwitz (p. 186) concludes that the therapeutic orientation has attained "virtual universal acceptance." This perspective no doubt is influenced by the prevailing culture of the times in contrast to previous views. While the therapeutic orientation gained ascendency in the past it was met with opposition from military political, and medical institutions.

It is interesting to note that the study and treatment of trauma largely developed independently of the mental health profession. Horwitz (p. 184) observes that a new vocation of grief and trauma counselors has become widely institutionalized in many educational medical, governmental and business entities. Trauma care has developed its own professional societies and journals. The chief source of support for PTSD research is the Veterans Administration rather than the primary provider of funding for other mental illness, the National Institute for Mental Health (NIMH). Horwitz states that efforts that led to PTSD diagnosis and the large trauma establishment "reflect the assumptions and expectations of the culture of therapy that arose in the United States and other Western countries in the final decades of the twentieth century. While the institutionalization of this culture enlarged the footprint of and provided unquestioned legitimacy to many forms of mental illness, it especially stimulated the growth of PTSD" (p. 185).

## III. Policy Options

As with any other societal problem, policy makers are faced with distinct choices. History is a useful guide of how societies in the past addressed military trauma. Three policy options are presented below for future policy consideration; these include the policies of: 1) expeditiously treat, 2) enhance and restore, and 3) permanently shelve. Each perspective has its advocates and historical precedence. At various times one perspective or another has achieved dominance. The cultural milieu and pressures of the times played a role in influencing which of these perspectives prevailed. Discussion of each perspective is useful in evaluating the efficacy, advantages and disadvantages of current paradigms.

### A. Expeditiously Treat

As previously discussed, what we know today as PTSD has been expeditiously treated and patients were quickly returned to combat. The most influential group of psychiatrists during World War I, promoted the idea that treatment of shell-shocked soldiers should be prompt, simple, and occur near the front lines (Shephard, 2000). The "PIE" treatment of proximity to the battlefield, immediate response, and expectation of quick recovery became standard for the French, British and American troops (Jones & Wesley, 2005, p. 21). Physicians set up field hospitals near the front lines where soldiers could receive rest and reassurance. Basic responses toward trauma victims involved healthy food, sleep, exercise, and encouragement of positive attitudes (Horwitz, 2018, p. 61).

Treatments during World War II followed the principle of proximity to fighting units, immediacy and expectation of quick recovery. Psychiatrists expected that when treated appropriately the vast majority of trauma cases would be short lived. The U.S. Army's Neuropsychiatry Division estimated that between 30 and 40 percent of neurotic casualties returned to duty within 48 hours, and an additions 40 percent recovery within days or weeks (Wecter, 1944, p. 547). In Britain, some research indicated high return rates for trauma victims. Other research, however, showed result of only around 10 percent of personnel returned to combat duty (Jones & Wesley, 2005, p. 79).

Universal agreement, however, is absent regarding the effectiveness of PTSD treatments. Dissent exists in terms of a definition of "success." Policy analysts question whether there is a threshold of symptom reduction to qualify as a "cure." Does a 50 percent reduction in half of the symptoms qualify as a success or are other standards necessary. Can a five percent reduction in three-quarters of the symptoms be interpreted as a medical success? As with other policies, the definition of "success" will influence perceptions by the public, by legislative funders, and the public. Setting a low threshold for "success" is a useful strategy for policy proponents of expeditious treatment and proponents of minimizing disability costs. Setting a high threshold represents a strategy for maintaining a large community of PTSD healers and a large Veterans Administration bureaucracy.

### B. Salvage and Restore

A few recent studies provide indications of the effectiveness of PTSD treatments. For example, Steenkamp and Marmar (2015) conducted a meta-analysis of research for randomized clinical trials (RCTs) of individual and group psychotherapies for PTSD in military personnel and veterans through research published between 1980 and 2015. After exploring relevant literature, Steenkamp and Marmar found that two trauma-focused therapies, cognitive processing therapy (CPT) and prolonged exposure therapy, have been the most frequently studied psychotherapies for military-related PTSD. They concluded that 49 percent to 70 percent of participants receiving CPT and prolonged exposure attained clinically meaningful symptom improvement (defined as a10-to12-point decrease in interviewer-assessed or self-reported symptoms). Only 60 percent to 72 percent of patients receiving CPT and prolonged exposure retained their PTSD diagnosis after treatment.

This meta-analysis revealed that in military and veteran populations, trials of the interventions of Cognitive Processing Therapy (CPT) and prolonged exposure (PE) demonstrated meaningful improvements for many patients with PTSD. Steenkamp and Marmar (2015) also indicate that an increasing number of novel therapeutic approaches have been shown to be efficacious to varying degrees. They note that progress in the field can arise with better understanding of treatments, patient preferences and better understanding of predictors of differential treatments.

Researchers continuously look for effective treatments for PTSD. Dr. Eugene Lipov, an anesthesiologist and pain management specialist recognized for treatment of PTSD, stated that a recent innovation offers potential in rapidly treating symptoms of PTSD. According to Lipov, a collection of nerves in the neck called Stellate Ganglion seem to control the activation of the amygdala, the fear center of the brain. Extra nerves of this system grow after extreme trauma leading to elevated levels of norepinephrine (an adrenaline-like substance). Placing an anesthetic agent on the Stellate Ganglion, in a procedure called Stellate Ganglion Block (SGB) relieves the symptoms of PTSD. SGB "reboots" the nervous system to its pre-trauma state; norepinephrine levels decline and the extra nerve growth disappear. Lipov contends that while other PTSD treatments can take from months to years to work with success rates of under 40 percent overall success rates of SGB averaged 70-75 percent over the first nine years of use. Lipov concludes SGB is a highly effective, well tolerated, fast acting, inexpensive biologic technique that provides prolonged relief from the debilitating symptoms of PTSD. He believes the treatment will likely become a large part of the solution for patients with PTSD which include veterans, victims of sexual assault, first responders, and victims of crime and others (Lipov, 2019).

### C. Permanently Shelve

Another perspective of PTSD treatment is that of "permanently shelve" or provide long-term disability payments to those with a PTSD diagnosis. While those sympathetic to the plight of veterans as deserving of compensation for the sacrifice they made may view disability payments with favor, the shortcomings of applying overly loose standards for receiving benefits are evident. History is instructive in this regard. After the Civil War, critics of government payments felt they would stimulate dishonesty and dependence. Payments increased. By 1893, the United States was spending more than 40 percent of its annual budget on benefits for nearly one million war pensioners (Horwitz, 2018, p. 27). After World War I, the question of who was a "deserving" beneficiary of government largess advanced to the forefront of policy debate. Controversy was not limited to the United States. A British committee formed in 1939 to investigate the issue of pensions for shell-shocked veterans concluded that in the majority of cases shell shock patients succumb to shock because they get something out of it (Shephard, 2000, p. 167).

Conditions following World War II were more favorable to veterans than conditions following earlier wars. Veterans faced an environment of plentiful jobs and marriage rates were high. Organizations such as the American Legion and Veterans of Foreign Wars lobbied successfully for benefits such as the G.I. Bill of Rights. This legislation aided large numbers of returning veterans.

The wars in Iraq and Afghanistan renewed debate over disability pensions. Similar to the views of his predecessors, Horwitz (2018, p. 177) suggests that providing monetary compensation to PTSD sufferers might provide an inducement to maintain chronic conditions. McNally and Frueh (2013) observe that it is difficult to explain the enormous rise in PTSD pensions from past conflicts without considering the advantages of a PTSD diagnosis. The fear of benefit reductions can promote chronicity. Anxiety exists among those who improve that they may be monetarily punished. The security of monthly payments encourages assertions of an enduring condition. Research supports this speculation with the view that the perspective of compassion might facilitate lifelong disability (Institute of Medicine, 2008; Sommers & Satel, 2005).

The monetary incentive to remain in a state of dependency appears to be valid. A 100 percent-disabled veteran with two parents in 2019 would receive around $3,240 a month income free from taxes. Assuming that a combat infantryman with few skills other than shooting a rifle was able to secure a 40 hour a week position at $10.00 an hour, a rate considerably higher than the federal minimum wage of $7.25. After the 6.2 percent Social Security tax and the 1.45 percent Medicare tax, the veteran would accrue a weekly wage of $369.40 or a monthly wage of approximately $1,581 ($369.40 x 4.28). This represents quite a pay cut from the veteran's pension at 100 percent disability monthly payment of $3,240. In addition, the veteran would have to pay for transportation to and from work and have to put up with co-workers that the PTSD plagued veteran distains. A veteran with two parents in 2019 at a 70 percent disability rating would still receive more (around $1,667) than the veteran with the $10 an hour job.

Perhaps the greatest disadvantage of the "permanently shelve" policy option pertains to what economists refer to as opportunity cost or the cost of not engaging in other activities. One of the greatest achievements of the post-World War II period was "value added" that the G.I. Bill consigned to veterans. In an ironic twist, the "permanent shelve" option and its disincentives may act as a "value diminisher" that relegates a class of veterans to suboptimal use of their talents and potential.

**Referencje**

Brewin, C. R. (2003). *Posttraumatic stress disorder: Malady or myth?* New Haven, CT: Yale University Press.

Burkett, B. G., & Whitley, G. (1998). *Stolen valor: How the Vietnam generation was robbed of its heroes and its history*. Dallas, TX: Verity Press.

Congressional Budget Office. (2012). The Veterans Health Administration's treatment of PTSD and traumatic brain injury among recent combat veterans. Retrieved September 6, 2019 from www.cbo.gov/sites/default/files/.

Congressional Budget Office. (2014). Veterans' disability compensation: Trends and policy options. Retrieved September 16, 2019 from https://www.cbo.gov/publication/45615.

Field, L. H. (1999). Post-traumatic stress disorder: A reappraisal. *Journal of the Royal Society of Medicine*, 92, 35-37.

Horwitz, A. V. (2018). *PTSD: A short history*. Baltimore, MD: Johns Hopkins University Press.

Institute of Medicine. (2008). *Treatment of Posttraumatic Stress Disorder: An Assessment of the Evidence*. Washington, DC: National Academies Press.

Jones, E., & Wesley, S. (2005). *Shell shock to PTSD: Military psychiatry from 1900 to the Gulf War*. New York: Psychology Press.

Koven, S. G. (2017). PTSD and suicides among veterans-recent findings. *Public Integrity*, 19(5), 500-512.

Lipov, E. G. (2019, August 22). Using stellate ganglion block (SGB) to treat post-traumatic stress disorder. *Anxiety.org*, Retrieved September 12, 2019 from https://www.anxiety.org/stellate-ganglion-block-sgb-for-ptsd-research-update.

McNally, R. J., & Freuh, B. C. (2013). Why are Iraq and Afghanistan War veterans seeking

PTSD disability compensation at unprecedented rates?, *Journal of Anxiety Disorders*, 27, 520-526.

Nuss, L. (2019). Increase in VA Disability Claims for PTSD. *Disability Advisor*, Retrieved September 6, 2019 from https://www.disabilityadvisor.com/va-disability-claims/.

Richardson, L. K., Frueh, B. C., & Acierno, R. (2010). Prevalence estimates of combat-related PTSD: A critical review. *The Australian and New Zealand journal of psychiatry*, 44(1), 4-19.

Shephard, B. (2000). *A war of nerves: Soldiers and psychiatrists in the twentieth century*. Cambridge, MA: Harvard University Press.

Sisk, R. (2019). Some vets with PTSD are scamming the VA: Testimony. *Military.com*, Retrieved September 6, 2019 from https://www.military.com/daily-news/.

Sommers, C. H., & Satel, S. (2005). *One Nation Under Therapy*. New York: St. Martin's Press.

Steenkamp, M., & Marmar, C. (2015). Psychotherapy for Military-Related PTSD: A Review of Randomized Clinical Trials. *Journal of the American Medical Association*, 314(5), 489-500.

Summerfield, D. (2001). The invention of post-traumatic stress disorder and the social usefulness of psychiatric category. *British Medical Journal*, 322, 95-98.

U.S. Department of Veteran Affairs. (2018). PTSD: National Center for PTSD. Retrieved September 5, 2019 from https://www.ptsd.va.gov/understand/common/common_veterans.asp.

Wecter, D. (1944). *When Johnny comes marching home*. Cambridge, MA: Houghton Mifflin.

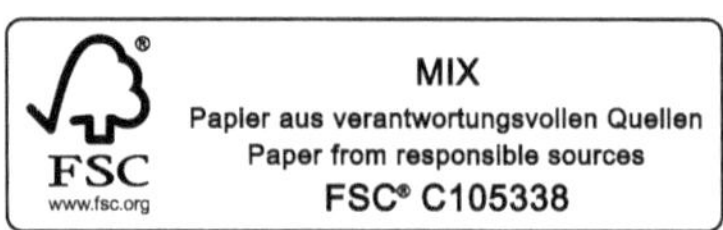


Printed by Books on Demand GmbH, Norderstedt / Germany